汉竹编著 ● 健康爱家系列

超简单
取穴不出错

刘乃刚 主编

江苏凤凰科学技术出版社

全国百佳图书出版单位

·南京·

主　编：刘乃刚

副主编：李石良　刘卫东　张慧方

编　委：胥荣东　李　辉　王　旭　史榕荇　张永旺　于战歌
　　　　吴建敏　黄煜生　陈　剑　丁海涛　刘婉宁　马本绪

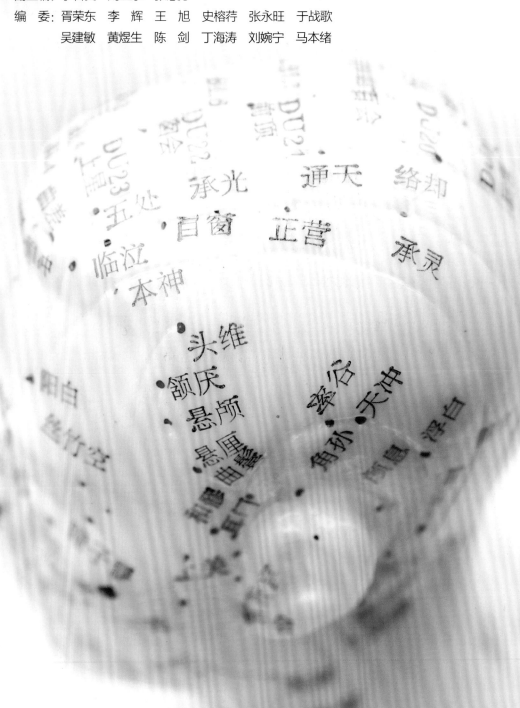

前言

经络与腧穴是中医疗法的基础部分，快速精准地取穴是开展穴位治疗的前提。然而，目前大多数图书对如何快速、准确地取穴都语焉不详。与其他取穴图书不同的是，本书介绍了简便的取穴技巧，并配有相关图示，可以让您在三秒钟内轻松准确地找到穴位。本书共收录十四经脉所属腧穴 361 个、经外奇穴 48 个，对每个穴位的精确定位、快速取法、功效、主治、按摩方法等要领都进行了详细的介绍，以便您查阅和使用。本书中介绍的每个穴位，不仅配有准确的骨骼定位图，还附有真人演示图，方便您一一对照，达到易学易用的目的。无论您是有专业基础的医学工作者，还是中医爱好者，相信本书对每个穴位的精细讲解，都会使您受益匪浅。

目录

第四章 足阳明胃经

第五章 足太阴脾经

第六章 手少阴心经

第七章 手太阳小肠经

第八章 足太阳膀胱经

第九章 足少阴肾经

第十章 手厥阴心包经

第十一章 手少阳三焦经

第十二章 足少阳胆经

第十六章 经外奇穴

头面颈部穴

胸腹部穴

背部穴

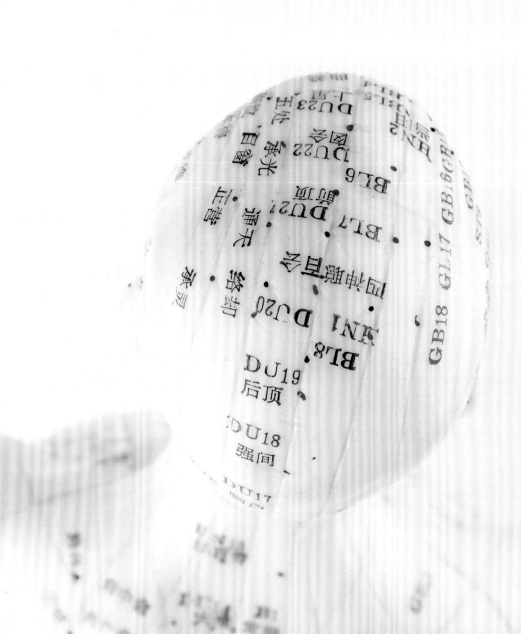

第一章 常用取穴定位法

在取穴的过程中，我们经常会采用一些特定的定位方法，常用的有体表解剖标志定位法、骨度折量定位法、手指同身寸定位法。此外，还有一些简便取穴的小技巧。有了这些方法，找穴就会更加简单、准确。

体表解剖标志定位法

　　体表解剖标志定位法以解剖学的各种体表标志为依据来确定穴位，可分为固定标志和活动标志两种。

　　固定标志如骨骼，肌肉所形成的凸起、凹陷，五官，发际，爪甲（指、趾尖），乳头，肚脐等可作取穴标志。如两眉间取印堂、两乳头间取膻中、腓骨（位于小腿外侧部）头前下方取阳陵泉。

　　活动标志如关节、肌腱、肌肉在活动过程中出现的隆起、凹陷、皱纹、尖端。如屈肘时在肘横纹外侧端凹陷处取曲池，张口时在耳屏前的凹陷处取听宫。

骨度折量定位法

　　骨度折量定位法是指将全身各部以骨节为主要标志规定其长短，并依其比例折算作为定穴的标准。按照此种方法，不论男女、老少、高矮、胖瘦，折量的分寸都是一样的，从而很好地解决了在不同人身上定穴的难题。

部位	起止点	骨度（寸）	度量
头面部	前发际正中至后发际正中	12	直寸
	眉间（印堂穴）至前发际正中	3	直寸
	前两额头角（头维穴）之间	9	横寸
	耳后两乳突间	9	横寸
胸腹胁部	胸骨上窝（天突穴）至剑胸联合中点（歧骨）	9	直寸
	剑胸联合中点（歧骨）至脐中（神阙穴）	8	直寸
	脐中至耻骨联合上缘（曲骨穴）	5	直寸
	两乳头之间	8	横寸
	腋窝顶点至第11肋骨游离端	12	直寸
	两肩胛骨喙突内侧缘（近脊柱侧）之间	12	横寸
背腰部	肩胛骨内侧缘（近脊柱侧）至后正中线	3	横寸

（续表）

上肢部	腋前纹头至肘横纹（平尺骨鹰嘴）	9	直寸
	肘横纹（平尺骨鹰嘴）至腕掌（背）侧远端横纹	12	直寸
下肢部	耻骨联合上缘至髌底	18	直寸
	胫骨内侧踝下方（阴陵泉穴）至内踝尖	13	直寸
	股骨大转子至腘横纹	19	直寸
	臀沟至腘横纹	14	直寸
	腘横纹至外踝尖	16	直寸
	内踝尖至足底	3	直寸

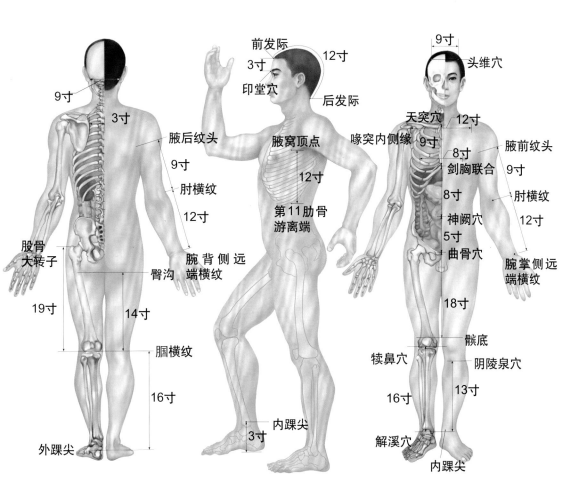

手指同身寸定位法

手指同身寸定位法是一种简易的取穴方法，即依照患者本人手指的长度和宽度为标准来取穴。

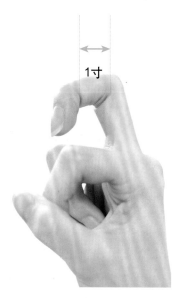

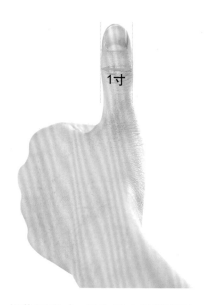

中指同身寸，以中指中节屈曲时内侧两端纹头之间距离长度为1寸。此法可用于腰背部和四肢等部位。

拇指同身寸，以自己大拇指指间关节的横向宽度为1寸。此法常用于四肢部位。

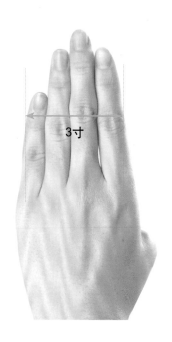

横指同身寸，又称一夫法，将自己的食指、中指、无名指、小指并拢，以中指中节横纹处为标准，四指的宽度为3寸。

简便取穴法

简易取穴法是临床上常用的一种简便易行的取穴法，虽然不适用所有的穴位，但是操作方便，容易记忆。

风市，直立垂手，手掌并拢伸直，中指尖处即是。

列缺，两手虎口相交，一手食指压另一手桡骨茎突上，食指尖到达处即是。

劳宫，握拳，中指指尖压在掌心的第一横纹处即是。

合谷，一手拇指、食指张开呈 90°，以另一手拇指指尖间关节横纹压在对侧拇指与食指指蹼上，自然屈曲拇指，指尖点到处即是。

百会，两耳尖与头正中线相交处，按压有凹陷处即是。

血海，屈膝90°，手掌伏于膝盖上，拇指与其他四指成45°，拇指尖处即是。

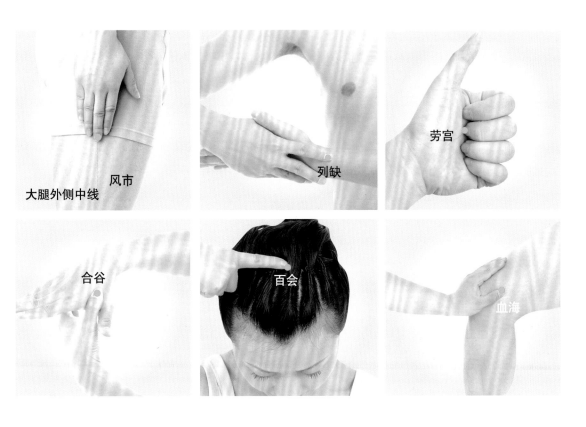

风市　大腿外侧中线

列缺

劳宫

合谷

百会

血海

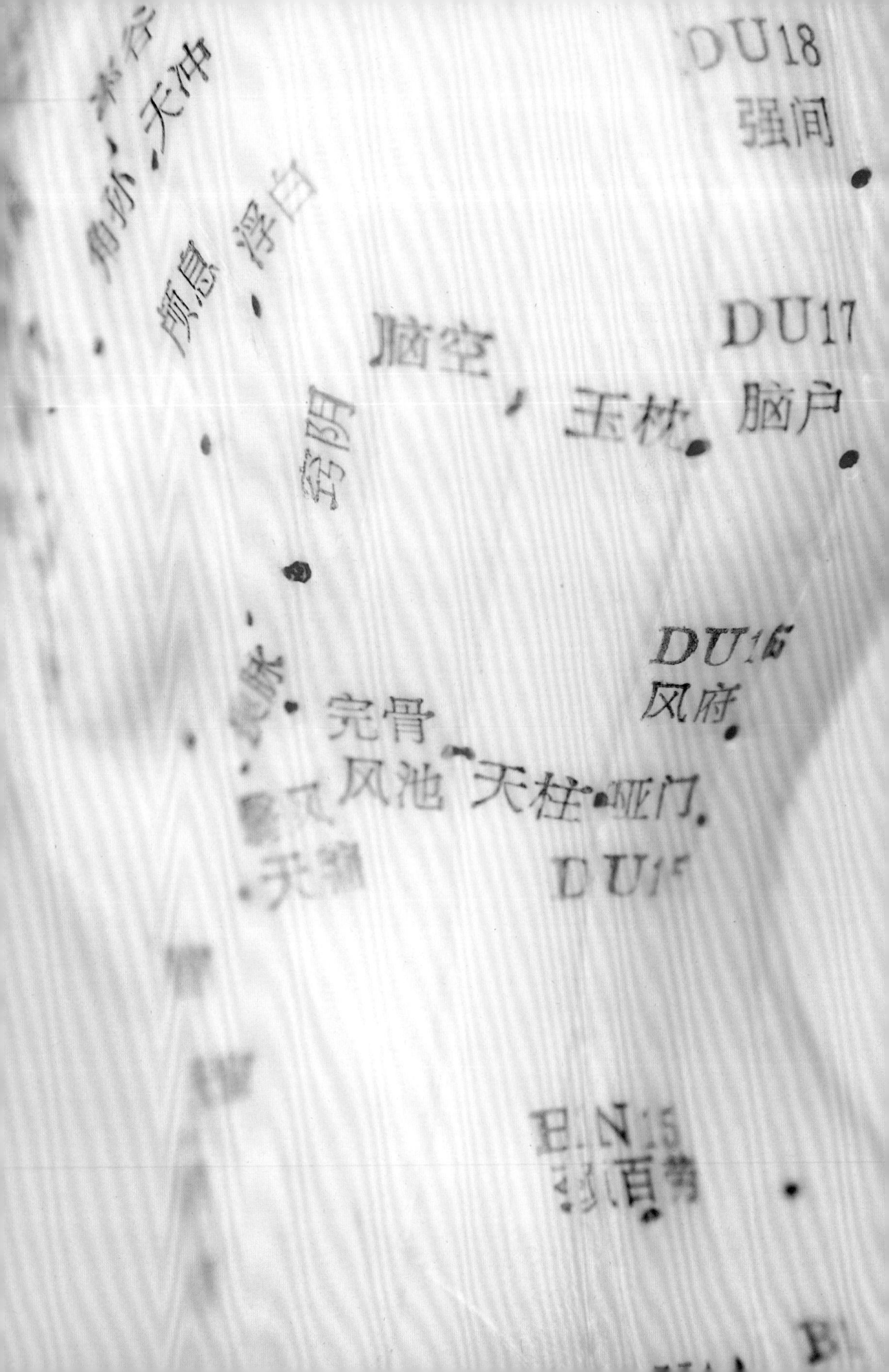

率谷 天冲

颅息 浮白

脑空 DU17

窍阴 玉枕 脑户

完骨 DU16 风府

风池 天柱 哑门

天牖 DU1

B.N1

哑门

第二章 手太阴肺经

手太阴肺经，起于中焦，向下联络大肠，回绕过来向上穿过横膈膜，从肺与气管、喉咙相联系的部位横行出来，向下沿上臂内侧，下行到肘中，沿前臂内侧边缘，经过鱼际，并沿着鱼际的边缘，出大拇指的内侧端。

【主治病候】喉、胸、肺病以及经脉循行部位的其他病症，如咳嗽、气喘、咳血、伤风、胸部胀满、咽喉肿痛及手臂内侧前缘痛、肩背疼痛等。

经穴歌诀

手太阴肺十一穴，

中府云门天府诀，

侠白尺泽孔最存，

列缺经渠太渊涉，

鱼际少商如韭叶，

左右二十二孔穴。

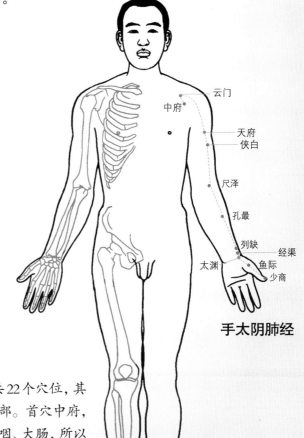

手太阴肺经

手太阴肺经一侧11个穴位，左右共22个穴位，其中9个分布于上肢，2个在前胸上部。首穴中府，末穴少商。联系的脏腑有胃、肺、咽、大肠，所以能够治疗这些脏器和器官所在部位的疾病。

中府 Zhōngfǔ [LU1]

【功　效】止咳平喘，清泻肺热，通经活络。

【主　治】肺炎，哮喘，胸痛，肺结核，支气管扩张。

【按摩法】右手中间三指并拢，顺时针方向揉按中府；再用左手以同样的方式，逆时针方向揉按中府。每次左右各1~3分钟。

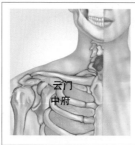

精准定位

在胸部，横平第1肋间隙，锁骨下窝外侧，前正中线旁开6寸。

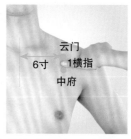

3秒钟取穴

正立，双手叉腰，锁骨外侧端下方有一凹陷，该处再向下1横指即是。

云门 Yúnmén [LU2]

【功　效】止咳平喘，清肺理气，泻四肢热。

【主　治】咳嗽，气喘，胸痛，肩痛，肩关节内侧痛。

【按摩法】每天早晚用中指指腹点揉云门，每次左右各按1~3分钟。

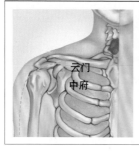

精准定位

在胸部，锁骨下窝凹陷中，肩胛骨喙突内缘，前正中线旁开6寸。

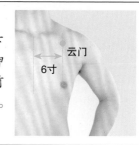

3秒钟取穴

正立，双手叉腰，锁骨外侧端下方的三角形凹陷处即是。

天府 Tiānfǔ [LU3]

【功　效】调理肺气，安神定志，通经活络。

【主　治】咳嗽，气喘，鼻塞，上臂内侧疼痛。

【按摩法】经常用中指指腹揉按天府，每次左右各按1~3分钟。

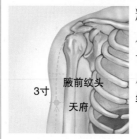

精准定位

在臂前区，腋前纹头下3寸，肱二头肌桡侧缘处。

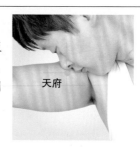

3秒钟取穴

臂向前平举，俯头。鼻尖接触上臂内侧处即是。

Xiábái [LU4]

侠白

【功　效】止咳平喘，宣肺理气，宽胸和胃。

【主　治】咳嗽，气喘，胸闷，干呕，上臂内侧神经痛。

【按摩法】经常用中指指腹揉按侠白，每次左右各按1~3分钟。

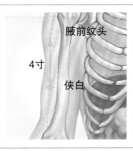

精准定位

在臂前区，腋前纹头下4寸，肱二头肌桡侧缘处。

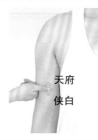

3秒钟取穴

先找到天府穴，向下1横指处即是。

Chǐzé [LU5]

尺泽

【功　效】清热和胃，通络止痛，止咳平喘。

【主　治】咳嗽，气喘，咳血，胸部胀满，热病，咽喉肿痛，呕吐，泄泻。

【按摩法】弯曲拇指，以指腹按压尺泽，每次左右各按压1~3分钟。

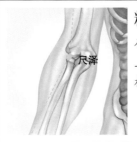

精准定位

在肘区，肘横纹上，肱二头肌腱桡侧缘凹陷中。

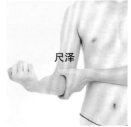

3秒钟取穴

先找到肱二头肌腱，在其桡侧的肘横纹中取穴。

Kǒngzuì [LU6]

孔最

【功　效】清热止血，润肺理气，平喘利咽。

【主　治】咳嗽，气喘，咳血，咽喉肿痛，肘臂痛，痔疮。

【按摩法】用拇指指腹按压孔最，每次左右各按1~3分钟。

精准定位

在前臂前区，腕掌侧远端横纹上7寸，尺泽穴与太渊穴连线上。

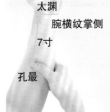

3秒钟取穴

一手手臂前伸，于腕横纹处定太渊穴，再于肘横纹中定尺泽穴，两穴连线上，太渊穴上7寸即是。

列缺 Lièquē [LU7]

【功　效】止咳平喘，通经活络，利水通淋。

【主　治】咳嗽，气喘，少气不足以息，偏、正头痛，颈项僵硬，落枕，颈椎病，咽喉痛。

【按摩法】用食指指腹揉按列缺，每次左右各按1~3分钟。

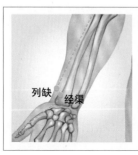

精准定位

在前臂，腕骨桡侧远端横纹上1.5寸，拇短伸肌腱与拇长展肌腱之间的凹陷中。

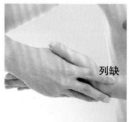

3秒钟取穴

两手虎口相交，一手食指压另一手桡骨茎突上，食指尖到达处即是。

经渠 Jīngqú [LU8]

【功　效】宣肺利咽，降逆平喘，通经活络。

【主　治】咳嗽，气喘，咽喉肿痛，胸部胀满，胸背痛，掌心发热，无脉症。

【按摩法】用中指指腹揉经渠，每次左右各按4~5分钟。

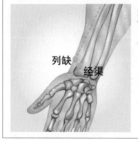

精准定位

在前臂前区，腕掌侧远端横纹上1寸，桡骨茎突与桡动脉之间。

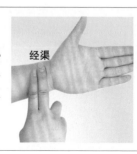

3秒钟取穴

伸手，掌心向上，用一手给另一手把脉，中指指端所在位置即是。

太渊 Tàiyuān [LU9]

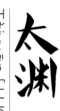

【功　效】止咳化痰，通调血脉，通经活络。

【主　治】无脉症，脉管炎，肺炎，心动过速，膈肌痉挛。

【按摩法】用拇指及甲尖掐按太渊，每次左右各按1~3分钟。

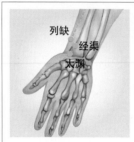

精准定位

在腕前区，桡骨茎突与舟状骨之间，拇长展肌腱尺侧凹陷中。

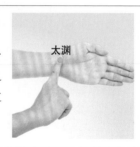

3秒钟取穴

掌心向上，腕横纹外侧摸到桡动脉，其外侧即是。

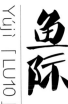

Yújì〔LU10〕

鱼际

【功　效】清热利咽，止咳平喘，通经活络。

【主　治】咳嗽，咳血，发热，咽喉肿痛，失音。

【按摩法】平时可经常两手对搓，也可用另一只手的拇指按压鱼际，感觉酸痛时，再稍稍坚持一会儿。

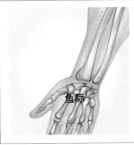

精准定位

在手外侧，第1掌骨桡侧中点赤白肉际处。

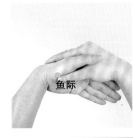

3秒钟取穴

一手轻握另一手手背，大拇指指尖垂直下按第1掌骨中点肉际处即是。

Shàoshāng〔LU11〕

少商

【功　效】解表清热，通利咽喉，苏厥开窍。

【主　治】咽喉肿痛，慢性咽炎，小儿惊风，热病，中暑，呕吐。

【按摩法】用拇指尖轻轻掐揉少商，揉到少商不痛。

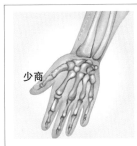

精准定位

在手指，大拇指末节桡侧，指甲根角侧旁开0.1寸（指寸）。

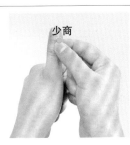

3秒钟取穴

将大拇指伸直，用另一手大拇指弯曲掐按该手大拇指甲角边缘处即是。

第三章 手阳明大肠经

手阳明大肠经，起于食指末端（商阳穴），沿食指内侧向上，进入两筋（拇长伸肌腱和拇短伸肌腱）之间的凹陷处，沿前臂前方，至肘部外侧，再沿上臂外侧前缘，上走肩端，沿肩峰前缘，向上出于颈椎（大椎穴），再向下进入缺盆，联络肺脏，通过横膈，属于大肠。

其上行支，从缺盆上行颈部，贯通面颊，进入下齿中，再回过来夹口旁，左右交叉，向上夹鼻孔两旁。

【主治病候】头面、五官、咽喉病、热病及经脉循行部位的其他病症，如口干、鼻塞、齿痛、颈肿、面瘫、腹痛、肠鸣、泄泻、便秘、痢疾等。

经穴歌诀

二十大肠起商阳，
二间三间合谷藏，
阳溪偏历温溜济，
下廉上廉三里长，
曲池肘髎五里近，
臂臑肩髃巨骨当，
天鼎扶突禾髎接，
鼻旁五分迎香列。

手阳明大肠经一侧 20 个穴位，左右共 40 个穴位。首穴商阳，末穴迎香。联系的脏腑和器官有肺、大肠、口、上齿、鼻，该经清热、消肿、止痛的效果极佳。

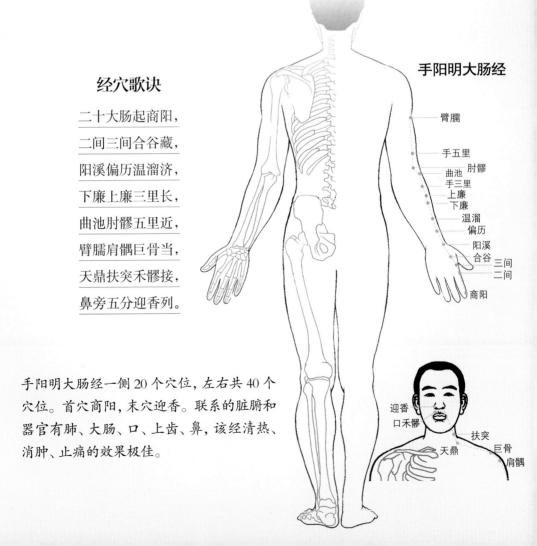

手阳明大肠经

臂臑
手五里
曲池　肘髎
手三里
上廉
下廉
温溜
偏历
阳溪
合谷　三间
二间
商阳

迎香
口禾髎
扶突
天鼎　巨骨
肩髃

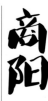

Shāngyáng [LI11]

商阳

【功　效】清热解表，利咽醒脑，苏厥开窍。

【主　治】咽喉肿痛，中风昏迷，热病汗不出。

【按摩法】用拇指指尖掐商阳，每次1~3分钟。

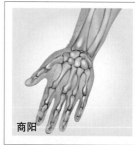

精准定位

在手指，食指末节桡侧，指甲根角侧上方0.1寸（指寸）。

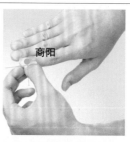

3秒钟取穴

右手掌背朝上，屈曲左手大拇指以指甲尖垂直掐按靠大拇指侧的食指指甲角，右指甲根处即是。

Èrjiān [LI2]

二间

【功　效】解表，清热利咽，通络止痛。

【主　治】齿痛，咽喉肿痛，口眼歪斜，目痛，热病。

【按摩法】用拇指指腹揉按二间数次，每次1~3分钟。

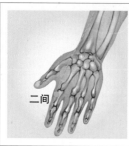

精准定位

在手指，第2掌指关节桡侧远端赤白肉际处。

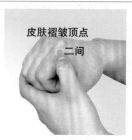

3秒钟取穴

自然弯曲食指，第2掌指关节前缘，靠大拇指侧，触之有凹陷处即是。

Sānjiān [LI3]

三间

【功　效】泄热止痛，利咽平喘，通经活络。

【主　治】齿痛，咽喉肿痛，身热胸闷，腹胀肠鸣。

【按摩法】用拇指指腹揉按三间，每次1~3分钟。

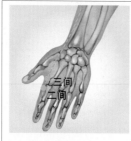

精准定位

在手指，第2掌指关节桡侧近端凹陷中。

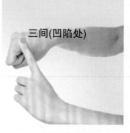

3秒钟取穴

微握拳，第2掌指关节后缘，触之有凹陷处即是。

Hégǔ [LI4]

合谷

【功　效】疏风解表，通络镇痛，行血活气。

【主　治】外感发热，三叉神经痛，咽喉肿痛，月经不调，荨麻疹，中风，脱肛，湿疹，痤疮，面瘫，口腔溃疡，耳鸣，耳聋。

【按摩法】用拇指指腹垂直按压合谷，每次1~3分钟。

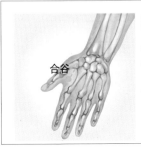

精准定位

在手背，第2掌骨桡侧的中点处。

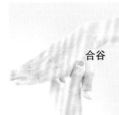

3秒钟取穴

右手拇指、食指张开呈90°，以左手拇指指尖关节横纹压在右手虎口上，指尖点到处即是。

Yángxī [LI5]

阳溪

【功　效】平肝潜阳，清热散风，通利关节。

【主　治】头痛，耳鸣，耳聋，齿痛，目赤肿痛，热病心烦。

【按摩法】用拇指尖垂直掐按阳溪，每次1~3分钟。

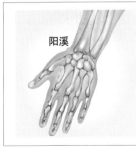

精准定位

在腕区，腕背侧远端横纹桡侧，桡骨茎突远端，即"鼻烟窝"的凹陷中。

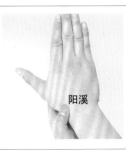

3秒钟取穴

手掌侧放，大拇指伸直向上翘起，腕背桡侧有一凹陷处即是。

Piānlì [LI6]

偏历

【功　效】平肝潜阳，清热利尿，通经活络。

【主　治】耳聋，耳鸣，鼻衄，目赤，喉痛，肠鸣腹痛。

【按摩法】用拇指指腹揉按偏历数次，每次1~3分钟。

精准定位

在前臂，腕背侧远端横纹上3寸，阳溪穴（LI5）与曲池穴（LI11）连线上。

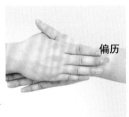

3秒钟取穴

两手虎口垂直交叉，中指端落于前臂背面处的凹陷处即是。

温溜 Wēnliū [LI7]

【功　效】平肝潜阳，清热止痛，理气和胃。

【主　治】寒热头痛，面赤面肿，口舌痛，肩背疼痛，肠鸣腹痛。

【按摩法】用拇指指腹揉，或用中间三指推温溜，每次1~3分钟。

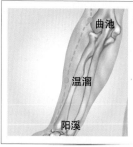

精准定位

在前臂，腕背横纹上5寸，阳溪穴（LI5）与曲池穴（LI11）连线上。

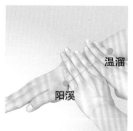

3秒钟取穴

先确定阳溪穴（见29页）的位置，向上量取7横指处即是。

下廉 Xiàlián [LI8]

【功　效】平肝潜阳，调理肠胃，通经活络。

【主　治】眩晕，腹痛，腹胀，上肢不遂，手、肘、肩无力。

【按摩法】配合按摩上廉、下廉，每次1~3分钟。

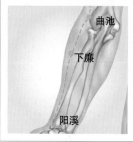

精准定位

在前臂，肘横纹下4寸，阳溪穴（LI5）与曲池穴（LI11）连线上。

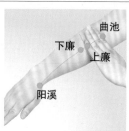

3秒钟取穴

先找到上廉穴（见本页）向下量1寸即是。

上廉 Shànglián [LI9]

【功　效】祛风止痉，调理肠胃，通经活络。

【主　治】腹痛，腹胀，吐泻，肠鸣，上肢肿痛，上肢不遂。

【按摩法】配合按摩上廉、下廉，每次1~3分钟。

精准定位

在前臂，肘横纹下3寸，阳溪穴（LI5）与曲池穴（LI11）连线上。

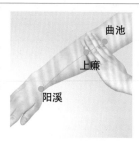

3秒钟取穴

先找到曲池穴（见31页）、阳溪穴（见29页），两者连线，曲池穴向下4横指即是。

手三里 Shǒusānlǐ [LI10]

【功　效】通经活络，清热明目，调理肠胃。

【主　治】腹痛，腹泻，手臂肿痛，半身不遂，肩周炎，齿痛，失音。

【按摩法】用拇指揉手三里，每次1~3分钟。也可用艾灸法，每次灸5~10分钟。

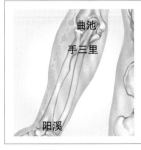

精准定位

在前臂，肘横纹下2寸，阳溪穴（LI5）与曲池穴（LI11）连线上。

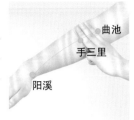

3秒钟取穴

先找到曲池穴（见本页）、阳溪穴（见29页），两者连线，曲池穴向下3横指即是。

曲池 Qūchí [LI11]

【功　效】清热和营，理气和胃，降逆活络。

【主　治】外感发热，咳嗽，气喘，腹痛，吐泻，齿痛，湿疹，痤疮，手臂肿痛，半身不遂，白癜风。

【按摩法】每天早晚用拇指指腹垂直按压曲池，每次1~3分钟。

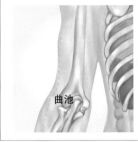

精准定位

在肘区，尺泽穴（LU5）与肱骨外上髁连线的中点处。

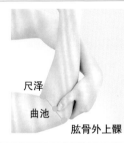

3秒钟取穴

正坐，轻抬右臂，屈肘将手肘内弯，用另一手大拇指下压此处凹陷处即是。

肘髎 Zhǒuliáo [LI12]

【功　效】息风止痉，舒筋活络，消肿散结。

【主　治】肩臂肘疼痛，上肢麻木、拘挛。

【按摩法】每天早晚用拇指指腹按揉肘髎，每次1~3分钟。

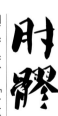

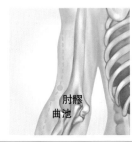

精准定位

在肘区，肱骨外上髁上缘，髁上嵴的前缘。

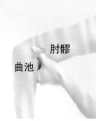

3秒钟取穴

先找到曲池穴（见本页），向上量取拇指同身寸处即是。

手五里 Shǒuwǔlǐ [LI13]

【功　效】息风止痉，理气散结，通经活络。

【主　治】手臂肿痛，上肢不遂，疟疾。

【按摩法】经常用拇指指腹按揉手五里，每次1~3分钟。

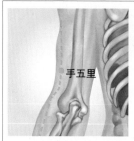

精准定位

在臂部，肘横纹上3寸，曲池穴（LI11）与肩髃穴（LI15）连线上。

手五里

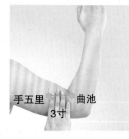

手五里　曲池
3寸

3秒钟取穴

手臂外侧，曲池穴（见31页）上4横指处即是。

臂臑 Bìnào [LI14]

【功　效】舒筋活络，清热明目。

【主　治】肩臂疼痛，颈项拘急，瘰疬，目疾，肩周炎。

【按摩法】用拇指指腹点揉臂臑，每次1~3分钟。

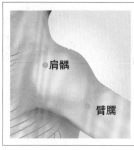

肩髃

臂臑

精准定位

在臂部，曲池穴（LI11）上7寸，三角肌前缘处。

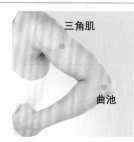

三角肌

曲池

3秒钟取穴

屈肘，紧握拳，在三角肌下端偏内侧取穴。

肩髃 Jiānyú [LI15]

【功　效】舒筋活络，祛风活血，消肿散结。

【主　治】肩臂疼痛，手臂挛急，肩痛，上肢不遂，肩周炎。

【按摩法】平常多用手掌大鱼际处搓揉肩髃或者用中指指腹点揉肩髃。

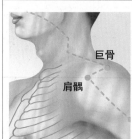

巨骨

肩髃

精准定位

在肩峰前下方，肩峰与肱骨大结节之间凹陷处。

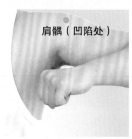

肩髃（凹陷处）

3秒钟取穴

正坐，屈肘抬臂与肩同高，另一手中指按压肩尖下，肩前呈现凹陷处即是。

巨骨 Jùgǔ [LI16]

【功　效】祛风活血，活络止痛，消肿散结。

【主　治】肩背及上臂疼痛，手臂挛急，半身不遂。

【按摩法】经常用中指指腹按摩巨骨，每次1~3分钟。

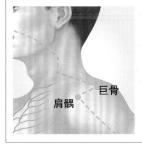

精准定位

在肩胛区，锁骨肩峰端与肩胛冈之间凹陷中。

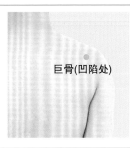

3秒钟取穴

沿着锁骨向外摸至肩峰端，再找背部肩胛冈，两者之间凹陷处即是。

天鼎 Tiāndǐng [LI17]

【功　效】止咳平喘，消肿散结，通经活络。

【主　治】咳嗽，气喘，咽喉肿痛，梅核气。

【按摩法】用中指指腹按摩天鼎，每次1~3分钟。

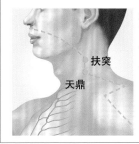

精准定位

在颈部，横平环状软骨，胸锁乳突肌后缘。

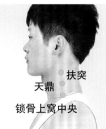

3秒钟取穴

先找到扶突穴（见本页），再找到锁骨上窝中央，两者连线中点处即是。

扶突 Fútū [LI18]

【功　效】理气润肺，清热祛火，通经活络。

【主　治】咳嗽，气喘，咽喉肿痛，梅核气，呃逆。

【按摩法】用中指指腹按摩扶突，每次1~3分钟。

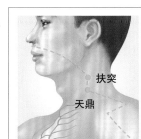

精准定位

在胸锁乳突区，横平喉结，胸锁乳突肌的前、后缘中间。

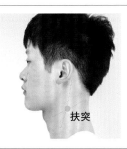

3秒钟取穴

头微侧，手指置于平喉结的胸锁乳突肌肌腹中点，按压有酸胀感处即是。

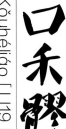

口禾髎 Kǒuhéliáo「LI19」

【功　效】祛风止痉，宣通鼻窍，通经活络。

【主　治】鼻塞流涕，鼻衄，口歪。

【按摩法】经常用食指指腹点按口禾髎，每次1~3分钟。

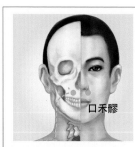

精准定位

在面部，横平人中沟上1/3与下2/3相交处，鼻孔外缘直下。

口禾髎

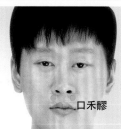

3秒钟取穴

鼻孔外缘直下，平鼻唇沟上1/3处即是。

口禾髎

迎香 Yíngxiāng「LI20」

【功　效】祛风通络，宣通鼻窍，通便止痛。

【主　治】鼻塞流涕，鼻衄，口歪。

【按摩法】经常用食指指腹点按迎香，每次1~3分钟。

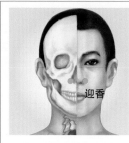

精准定位

在面部，鼻翼外缘中点旁，鼻唇沟中。

迎香

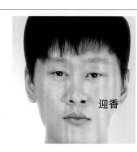

3秒钟取穴

于鼻翼外缘中点的鼻唇沟中取穴。

迎香

第四章 足阳明胃经

足阳明胃经，起于鼻翼旁（迎香穴），上行到鼻根部，与足太阳经相交，向下沿鼻外侧，入上齿中，回出环绕口唇，向下交会于颏唇沟承浆穴处，再向后沿着口腮后下方，出于下颌大迎穴处，沿下颌角上行过耳前，经过下关穴，沿发际，到达前额（神庭穴）。其支脉，从大迎穴前下走人迎穴，沿喉咙进入缺盆，向下通过膈肌，属于胃，络于脾。其直行的经脉，从缺盆下行经乳，向下夹脐旁，进入小腹两侧气冲穴。胃下口的支脉，沿着腹内下合气冲穴，在下行经大腿前侧，沿胫骨外侧前缘，下经足跗，进入第2趾外侧。胫部的支脉，从膝下三寸处分出进入中趾外侧。足跗部的支脉，从跗上分出，进入大趾内侧端。

【主治病候】胃肠病，头面、目、鼻、口、齿痛，神志病及经脉循行部位的其他病症。如胃胀、腹胀、水肿、咽喉肿痛、鼻衄、胸胁部疼痛等。

经穴歌诀

四十五穴足阳明，承泣四白巨髎经，

地仓大迎下颊车，下关头维对人迎，

水突气舍连缺盆，气户库房屋翳寻，

膺窗乳中下乳根，不容承满与梁门，

关门太乙滑肉门，天枢外陵大巨存，

水道归来气冲次，髀关伏兔走阴市，

梁丘犊鼻足三里，上巨虚连条口行，

下巨虚下有丰隆，解溪冲阳陷谷同，

内庭厉兑阳明穴，大指次指之端终。

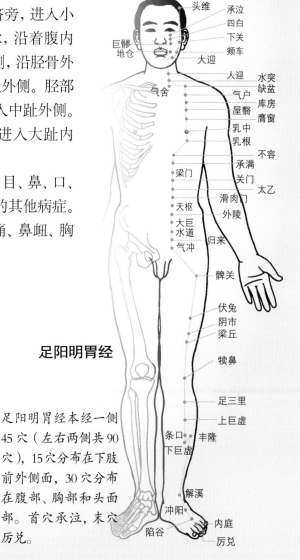

足阳明胃经

足阳明胃经本经一侧45穴（左右两侧共90穴），15穴分布在下肢前外侧面，30穴分布在腹部、胸部和头面部。首穴承泣，末穴厉兑。

承泣 Chéngqì [ST1]

【功　效】散风清热，明目止泪，通经活络。

【主　治】目赤肿痛，视力模糊，夜盲，迎风流泪，口眼歪斜。

【按摩法】用食指指腹揉按承泣，每次1~3分钟。

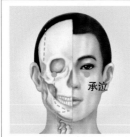

精准定位

在面部，眼球与眶下缘之间，瞳孔直下。

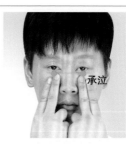

3秒钟取穴

食指、中指伸直并拢，中指贴于鼻侧，食指指尖位于下眼眶边缘处即是。

四白 Sìbái [ST2]

【功　效】清热解毒，祛风明目，通经活络。

【主　治】目赤痛痒，迎风流泪，眼睑眴动，口眼歪斜，面瘫。

【按摩法】经常用食指指腹按摩四白，每次1~3分钟。

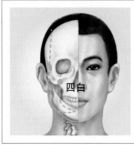

精准定位

在面部，眼眶下方的凹陷处，瞳孔直下。

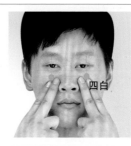

3秒钟取穴

食指、中指伸直并拢，中指贴于两侧鼻翼，食指指尖所按处有一凹陷处即是。

巨髎 Jùliáo [ST3]

【功　效】清热息风，明目退翳，通经活络。

【主　治】口眼歪斜，眼睑眴动，鼻衄，齿痛，面痛。

【按摩法】用食指指腹按压巨髎，每次1~3分钟。

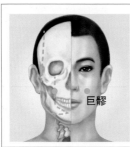

精准定位

在面部，横平鼻翼下缘，瞳孔直下。

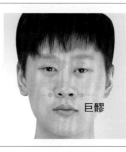

3秒钟取穴

直视前方，沿瞳孔垂直线向下，与鼻翼下缘水平线交点凹陷处即是。

地仓

【功　效】祛风止痛，安神利窍，舒筋活络。

【主　治】口角歪斜，齿痛，流涎，眼睑𥆧动。

【按摩法】长期坚持用食指指甲垂直下压两侧地仓，稍用力掐揉，每次1~3分钟。

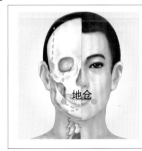

精准定位

在面部，当口角外侧，上直瞳孔。

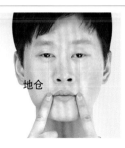

3秒钟取穴

轻闭口，举两手，用食指指甲垂直下压唇角外侧两旁即是。

大迎

【功　效】祛风通络，安神利窍，消肿止痛。

【主　治】口角歪斜，失音。

【按摩法】用食指指腹按揉大迎，每次1~3分钟。

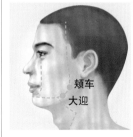

精准定位

在面部，下颌角前方，咬肌附着部的前缘凹陷中，面动脉搏动处。

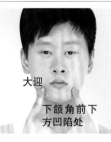

3秒钟取穴

正坐，闭口咬牙，咬肌前下方有一凹陷，下端按之有搏动感处即是。

颊车

【功　效】祛风清热，安神利窍，开关通络。

【主　治】口眼歪斜，牙痛，齿痛，面部痉挛。

【按摩法】平时洗脸时轻轻拍打颊车及四周皮肤，每次1~3分钟。

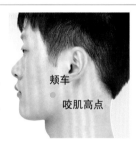

精准定位

在面部，下颌角前上方1横指（中指）。当咀嚼的咬肌隆起，按之凹陷处。

3秒钟取穴

上下牙关咬紧时，隆起的咬肌高点处，按之凹陷处即是。

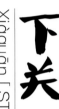

下关 Xiàguān [ST7]

【功　效】消肿止痛，安神利窍，聪耳通络。

【主　治】牙痛，下颌疼痛，口眼歪斜，面痛，面瘫，耳鸣。

【按摩法】用食指指腹按压下关，每次1~3分钟。

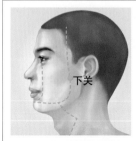

精准定位

在面部，颧弓下缘中央与下颌切迹之间凹陷处。

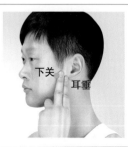

3秒钟取穴

闭口，食指、中指并拢，食指贴于耳垂旁，中指指腹处即是。

头维 Tóuwéi [ST8]

【功　效】清头明目，安神利窍，止痛镇痉。

【主　治】偏、正头痛，迎风流泪，目眩，视物不明。

【按摩法】经常用拇指指腹按压头维，稍用力，每次1~3分钟。

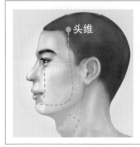

精准定位

在头部，额角发际直上寸，头正中线旁开4.5寸处。

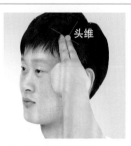

3秒钟取穴

正坐，食指、中指并拢，中指指腹位于头侧部发际点处，食指指腹处即是。

人迎 Rényíng [ST9]

【功　效】利咽散结，理气降逆，通经活络。

【主　治】胸满气逆，咽喉肿痛，食欲不振，高血压。

【按摩法】经常用拇指指腹轻轻上下按压人迎，每次1~3分钟。

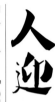

精准定位

在颈部，横平喉结，胸锁乳突肌前缘，颈总动脉搏动处。

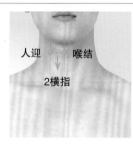

3秒钟取穴

正坐，从喉结往外侧量2横指，可感胸锁乳突肌前缘动脉搏动处即是。

水突 Shuǐtū [ST10]

【功　效】清热利咽，降逆平喘，通经活络。

【主　治】呼吸喘鸣，咽喉肿痛，咳逆上气，呃逆。

【按摩法】长期坚持用中指指腹按揉水突，每次1~3分钟。

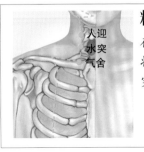

精准定位

在颈部，横平环状软骨，胸锁乳突肌的前缘。

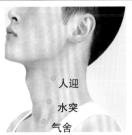

3秒钟取穴

找到人迎穴（见38页）、气舍穴（见本页），两者连线中点即是。

气舍 Qìshè [ST11]

【功　效】利咽平喘，消肿止痛，软坚散结。

【主　治】呼吸喘鸣，咽喉肿痛，呃逆，颈项强痛。

【按摩法】用中指指腹按揉气舍，每次1~3分钟。

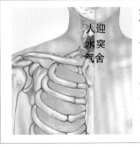

精准定位

在颈部，锁骨上小窝，锁骨上缘，胸锁乳突肌的胸骨头与锁骨头中间凹陷中。

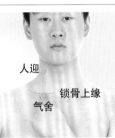

3秒钟取穴

头转向对侧，于锁骨内侧端上缘两筋之间的凹陷处取穴。

缺盆 Quēpén [ST12]

【功　效】宽胸利膈，止咳平喘，消肿止痛。

【主　治】咳嗽，气管炎，胸胁痛，咽喉肿痛，慢性咽炎。

【按摩法】用大拇指沿缺盆、气户、库房、屋翳、膺窗从上往下推，每次1~3分钟。

精准定位

在颈外侧区，锁骨上大窝，锁骨上缘凹陷中，前正中线旁开4寸。

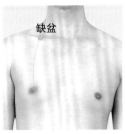

3秒钟取穴

正坐，乳中线直上锁骨上方有一凹陷，凹陷中点按压有酸胀感处即是。

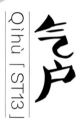

气户 Qìhù [ST13]

【功　效】理气宽胸，止咳平喘，通经活络。

【主　治】咳逆上气，呼吸喘鸣，咽喉肿痛，呃逆。

【按摩法】用大拇指沿缺盆、气户、库房、屋翳、膺窗从上往下推，每次1~3分钟。

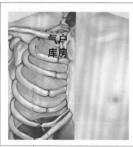

精准定位　在胸部，锁骨下缘，前正中线旁开4寸。

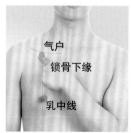

3秒钟取穴　正坐仰靠，乳中线与锁骨下缘相交的凹陷中，按压有酸胀感处即是。

库房 Kùfáng [ST14]

【功　效】理气宽胸，清热化痰，通经活络。

【主　治】胸满气逆，呼吸喘鸣，胸胁胀痛，咳嗽喘息。

【按摩法】用大拇指沿缺盆、气户、库房、屋翳、膺窗从上往下推，每次1~3分钟。

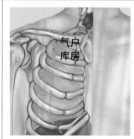

精准定位　在胸部，第1肋间隙，前正中线旁开4寸。

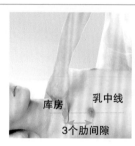

3秒钟取穴　正坐或仰卧，从乳头沿垂直线向上推3个肋间隙，按压有酸胀感处即是。

屋翳 Wūyì [ST15]

【功　效】止咳化痰，消痈止痒，通经活络。

【主　治】胸满气逆，呼吸喘鸣，胸胁胀痛，咳嗽喘息。

【按摩法】用大拇指沿缺盆、气户、库房、屋翳、膺窗从上往下推，每次1~3分钟。

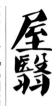

精准定位　在胸部，第2肋间隙，前正中线旁开4寸。

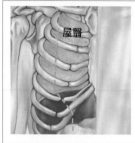
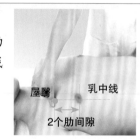

3秒钟取穴　正坐或仰卧，从乳头沿垂直线向上推2个肋间隙，按压有酸胀感处即是。

膺窗 Yīngchuāng [ST16]

【功　效】止咳宁喘，消肿清热，通经活络。

【主　治】胸满气逆，呼吸喘鸣，咳嗽喘息，乳痈。

【按摩法】用大拇指沿缺盆、气户、库房、屋翳、膺窗从上往下推，每次1~3分钟。

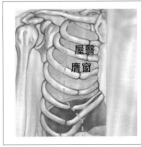

精准定位

在胸部，第3肋间隙，前正中线旁开4寸。

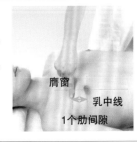

3秒钟取穴

正坐或仰卧，从乳头沿垂直线向上推1个肋间隙，按压有酸胀感处即是。

乳中 Rǔzhōng [ST17]

【功　效】调气醒神。

【作　用】此穴为胸部取穴标志，不做针灸治疗。

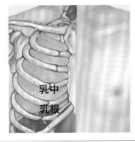

精准定位

在胸部，第4肋间隙，乳头中央，前正中线旁开4寸。

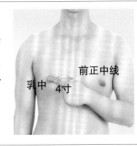

3秒钟取穴

在胸部，第4肋间隙，乳头中央，距前正中线4寸。

乳根 Rǔgēn [ST18]

【功　效】通乳化瘀，宣肺利气，止咳平喘。

【主　治】胸痛，胸闷，咳喘，乳汁不足，乳房肿痛，噎膈。

【按摩法】每天早晚坚持用中指、食指指腹着力按压乳根。

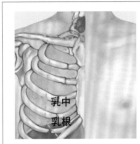

精准定位

在胸部，乳头直下第5肋间隙，前正中线旁开4寸。

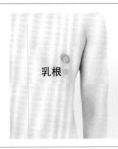

3秒钟取穴

正坐或仰卧，从乳头直向下推1个肋间隙，按压有酸胀感处即是。

不容 Bùróng [ST19]

【功　效】调中和胃，理气止痛，通经活络。

【主　治】腹胀，胃脘部疼痛，呕吐，口干，食欲不振。

【按摩法】用中指指腹按揉不容，每次1~3分钟。

精准定位

在上腹部，脐中上6寸，前正中线旁开2寸。

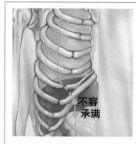

不容
承满

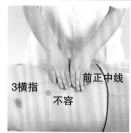

3横指　前正中线
不容

3秒钟取穴

仰卧，从肚脐向上两个4横指，再水平旁开3横指，按压有酸胀感处即是。

承满 Chéngmǎn [ST20]

【功　效】理气和胃，降逆止呕，通经活络。

【主　治】胃痛，呕吐，腹胀，肠鸣，胃十二指肠溃疡，食欲不振等。

【按摩法】用中指指腹按揉承满，每次1~3分钟。

精准定位

在上腹部，脐中上5寸，前正中线旁开2寸。

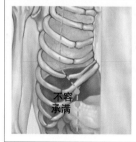

不容
承满

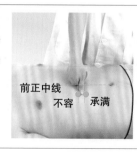

前正中线
不容　承满

3秒钟取穴

仰卧，先找到不容穴（见本页），垂直向下量1横指，按压有酸胀感处即是。

梁门 Liángmén [ST21]

【功　效】和胃理气，健脾调中，通经活络。

【主　治】胃痛，呕吐，腹胀，肠鸣，食欲不振，便溏，呕血等。

【按摩法】用中指指腹按压梁门，每次1~3分钟。

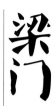

精准定位

在上腹部，脐中上4寸，前正中线旁开2寸。

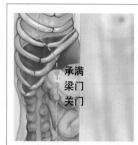

承满
梁门
关门

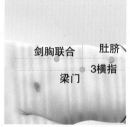

剑胸联合　肚脐
梁门　3横指

3秒钟取穴

仰卧，取肚脐与剑胸联合连线的中点，再水平旁开3横指处即是。

关门 Guānmén [ST22]

【功　效】调理肠胃，利水消肿，通经活络。

【主　治】胃痛，呕吐，腹胀，肠鸣，食欲不振，便秘，遗尿。

【按摩法】用中指指腹按揉关门，每次1~3分钟。

精准定位

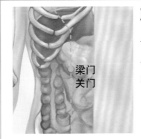

在上腹部，脐中上3寸，前正中线旁开2寸。

梁门
关门

3秒钟取穴

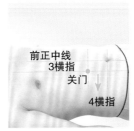

前正中线
3横指
关门
4横指

仰卧，从肚脐沿前正中线向上量4横指，再水平旁开3横指处即是。

太乙 Tàiyǐ [ST23]

【功　效】涤痰开窍，镇惊安神，通经活络。

【主　治】胃痛，呕吐，腹胀，肠鸣，急性胃肠炎，食欲不振。

【按摩法】用中指指腹按揉太乙，每次1~3分钟。

精准定位

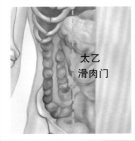

在上腹部，脐中上2寸，前正中线旁开2寸。

太乙
滑肉门

3秒钟取穴

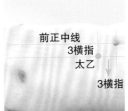

前正中线
3横指
太乙
3横指

仰卧，从肚脐沿前正中线向上量3横指，再水平旁开3横指处即是。

滑肉门 Huáròumén [ST24]

【功　效】平肝逆阳，镇惊安神，清心开窍。

【主　治】胃痛，呕吐，腹胀，肠鸣，食欲不振，月经不调。

【按摩法】每天坚持用手掌推摩滑肉门，每次1~3分钟。

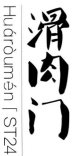

精准定位

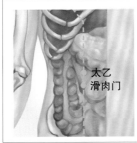

在上腹部，脐中上1寸，前正中线旁开2寸。

太乙
滑肉门

3秒钟取穴

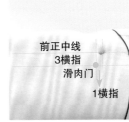

前正中线
3横指
滑肉门
1横指

仰卧，从肚脐沿前正中线向上量1横指，再水平旁开3横指处即是。

天枢 Tiānshū [ST25]

【功　效】调中和胃，理气健脾，通经活络。

【主　治】口腔溃疡，月经不调，呕吐纳呆，腹胀肠鸣，赤白痢疾，便秘。

【按摩法】用中间三指按摩天枢，每次1~3分钟。

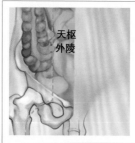

精准定位

在腹部，横平脐中，前正中线旁开2寸。

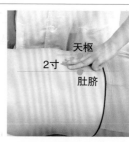

3秒钟取穴

仰卧，肚脐旁开3横指，按压有酸胀感处即是。

外陵 Wàilíng [ST26]

【功　效】和胃化湿，理气止痛，通经活络。

【主　治】胃脘痛，腹痛，腹胀，疝气，痛经等。

【按摩法】经常按揉外陵，每次1~3分钟。

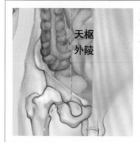

精准定位

在下腹部，脐中下1寸，前正中线旁开2寸。

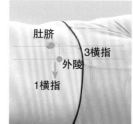

3秒钟取穴

仰卧，从肚脐沿前正中线向下量1横指，再水平旁开3横指处即是。

大巨 Dàjù [ST27]

【功　效】调肠胃，固肾气，行气利尿，宁心安神。

【主　治】便秘，腹痛，遗精，早泄，阳痿，疝气，小便不利。

【按摩法】经常按揉大巨，每次1~3分钟。

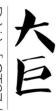
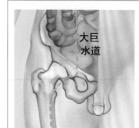

精准定位

在下腹部，脐中下2寸，前正中线旁开2寸。

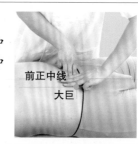

3秒钟取穴

仰卧，从肚脐沿前正中线向下量3横指，再水平旁开3横指处即是。

水道 Shuǐdào [ST28]

【功　效】利水消肿，调经止痛，通经活络。

【主　治】便秘，腹痛，小腹胀痛，痛经，肾炎，膀胱炎，小便不利。

【按摩法】经常按揉水道，每次1~3分钟。

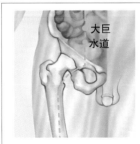

精准定位

在下腹部，脐中下3寸，前正中线旁开2寸。

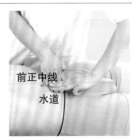

3秒钟取穴

仰卧，从肚脐沿前正中线向下量4横指，再水平旁开3横指处即是。

归来 Guīlái [ST29]

【功　效】活血化瘀，调经止痛，通经活络。

【主　治】腹痛，阴睾上缩入腹，疝气，闭经，白带过多。

【按摩法】坚持长期用中间三指按摩归来，每次1~3分钟。

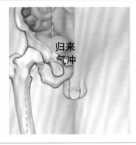

精准定位

在下腹部，脐中下4寸，前正中线旁开2寸。

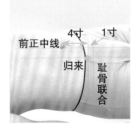

3秒钟取穴

仰卧，从耻骨联合上缘沿前正中线向上量1横指，再水平旁开3横指处即是。

气冲 Qìchōng [ST30]

【功　效】调经血，舒宗筋，理气止痛。

【主　治】阳痿，疝气，不孕，腹痛，月经不调。

【按摩法】坚持长期用食指指腹揉按气冲，每次1~3分钟。

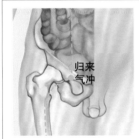

精准定位

在腹股沟区，耻骨联合上缘，前正中线旁开2寸，动脉搏动处。

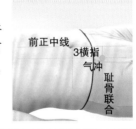

3秒钟取穴

仰卧，从耻骨联合上缘中点水平旁开3横指处即是。

髀关

【功　效】强腰膝，解痉止痛，通经活络。

【主　治】腰膝疼痛，下肢酸软麻木，膝寒，股内筋急、不得屈伸。

【按摩法】每天坚持用拇指指腹按摩髀关，每次1~3分钟。

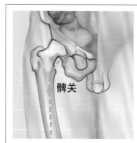

精准定位

在股前区，股直肌近端、缝匠肌与阔筋膜张肌3条肌肉之间凹陷中。

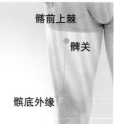

3秒钟取穴

大腿前髂前上棘与髌底外缘连线和会阴水平线交点处即是。

髂前上棘　髀关　髌底外缘

伏兔

【功　效】缓痉止痛，散寒化湿，疏通经络。

【主　治】腰膝疼痛，下肢酸软麻木，腹胀，脚气，足麻不仁。

【按摩法】每天坚持用中间三指垂直揉按伏兔，每次1~3分钟。

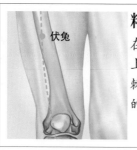

精准定位

在股前区，髌底上6寸，髂前上棘与髌底外侧端的连线上。

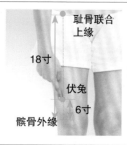

3秒钟取穴

耻骨联合上缘与髌骨外缘连线上，髌骨上6寸即是。

耻骨联合上缘　18寸　伏兔　6寸　髌骨外缘

阴市

【功　效】温经散寒，理气止痛，通经活络。

【主　治】腿膝冷痛、麻痹，下肢不遂，脚气，消渴。

【按摩法】经常用拇指指腹轻轻按揉阴市，每次1~3分钟。

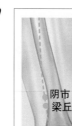

精准定位

在股前区，髌底上3寸，股直肌肌腱外侧缘。

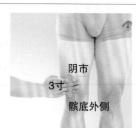

3秒钟取穴

下肢伸直，髌底外侧直上量4横指，按压有痛感处即是。

阴市　梁丘　3寸　髌底外侧

梁丘 Liángqiū [ST34]

【功　效】缓痉止痛，理气和胃，通经活络。

【主　治】胃脘疼痛，肠鸣泄泻，膝关节痛，乳肿痛。

【按摩法】用拇指指腹按揉梁丘，每次1~3分钟。

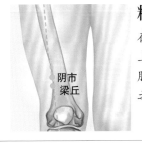

精准定位

在股前区，髌底上2寸，股外侧肌与股直肌肌腱之间。

阴市
梁丘

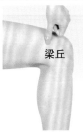

3秒钟取穴

坐位，下肢用力蹬直，髌骨外上缘上方凹陷正中处即是。

梁丘

犊鼻 Dúbí [ST35]

【功　效】息风止痉，通经活络，消肿止痛。

【主　治】膝部痛，膝脚腰痛，冷痹不仁，脚气。

【按摩法】长期坚持用中指指腹按摩犊鼻，每次1~3分钟。

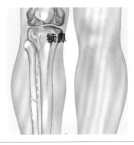

犊鼻

精准定位

在膝前区，髌韧带外侧凹陷中。

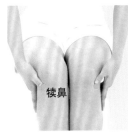

3秒钟取穴

坐位，下肢用力蹬直，膝盖下面外侧凹陷处即是。

犊鼻

足三里 Zúsānlǐ [ST36]

【功　效】健脾和胃，扶正培元，通经活络，升降气机。

【主　治】急性胃肠炎，顽固性胃肠炎，贫血，荨麻疹，湿疹，闭经，小儿咳嗽，小儿发热，中风，半身不遂。

【按摩法】经常用拇指指腹按揉足三里，每次1~3分钟。

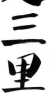

犊鼻
足三里

精准定位

在小腿外侧，犊鼻穴（ST35）下3寸，犊鼻穴与解溪穴（ST41）连线上。

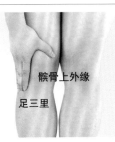

髌骨上外缘
足三里

3秒钟取穴

站位弯腰，同侧手虎口围住髌骨上外缘，余四指向下，中指指尖处即是。

上巨虚 Shàngjùxū[ST37]

【功　效】行气止痛，调和肠胃，通经活络。

【主　治】泄泻，便秘，腹胀，肠鸣，食欲不振，高血压。

【按摩法】经常用拇指指腹按揉上巨虚，每次1~3分钟。

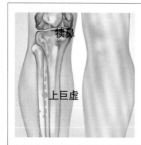

精准定位
在小腿外侧，犊鼻穴（ST35）下6寸，犊鼻穴与解溪穴（ST41）连线上。

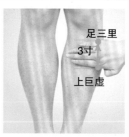

3秒钟取穴
先找到足三里穴（见47页），向下量4横指，凹陷处即是。

条口 Tiáokǒu[ST38]

【功　效】温经通阳，舒筋活络，理气和中。

【主　治】肩背痛，小腿肿痛，胃肠疾患，足底发热，脚气。

【按摩法】经常用拇指指腹按揉条口，每次1~3分钟。

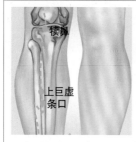

精准定位
在小腿外侧，犊鼻穴（ST35）下8寸，犊鼻穴与解溪穴（ST41）连线上。

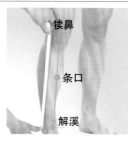

3秒钟取穴
于犊鼻穴（见47页）与解溪穴（见49页）连线的中点取穴。

下巨虚 Xiàjùxū[ST39]

【功　效】调肠胃，通经络，安神志。

【主　治】肠鸣，小腹疼痛，胃脘痛，胰腺炎，下肢浮肿。

【按摩法】经常用拇指指腹按揉下巨虚，每次1~3分钟。

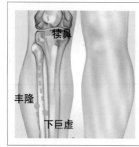

精准定位
在小腿外侧，犊鼻穴（ST35）下9寸，犊鼻穴与解溪穴（ST41）连线上。

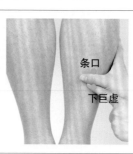

3秒钟取穴
先找到条口穴（见本页），向下量1横指，凹陷处即是。

丰隆 Fēnglóng [ST40]

【功　效】健脾化痰，和胃降逆，开窍。

【主　治】痰涎，胃痛，大便难，癫狂，善笑，痫症，多寐，脏躁，梅核气，咳逆，哮喘。

【按摩法】经常用中间三指按压丰隆，每次1~3分钟。

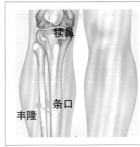

精准定位

在小腿外侧，外踝尖上8寸，胫骨前肌的外缘。

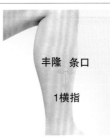

3秒钟取穴

先找到条口穴（见48页），向后量1横指，按压有沉重感处即是。

解溪 Jiěxī [ST41]

【功　效】舒筋活络，清热化痰，镇惊安神。

【主　治】面部浮肿，腹胀，下肢肿痛，踝关节及其周围软组织疾患。

【按摩法】经常用拇指指腹向内用力按压解溪，每次1~3分钟。

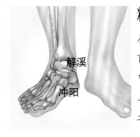

精准定位

在踝区，踝关节前面中央凹陷中，拇长伸肌腱与趾长伸肌腱之间。

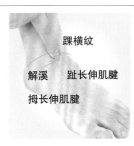

3秒钟取穴

足背与小腿交界处的横纹中央凹陷处，足背两条肌腱之间即是。

冲阳 Chōngyáng [ST42]

【功　效】和胃化痰，消肿止痛，通络宁神。

【主　治】半身不遂，口眼歪斜，牙痛，精神病，足跗部肿痛。

【按摩法】经常用拇指指腹下压揉按冲阳，每次1~3分钟。

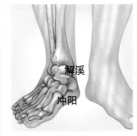

精准定位

在足背，第2跖骨基底部与中间楔状骨关节处，足背动脉搏动处。

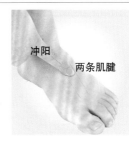

3秒钟取穴

足背最高处，两条肌腱之间，按之有动脉搏动感处即是。

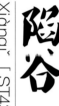

陷谷 Xiàngǔ [ST43]

【功　效】清热解表，和胃行水，理气止痛。

【主　治】面部浮肿，肠鸣，腹痛，足背肿痛。

【按摩法】每天坚持用拇指指腹按按陷谷，每次1~3分钟。

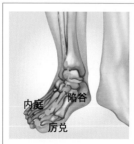

精准定位

在足背，第2、第3跖骨间，第2跖趾关节近端陷中。

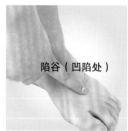

3秒钟取穴

足背第2、第3跖骨结合部前方凹陷处，按压有酸胀感处即是。

内庭 Nèitíng [ST44]

【功　效】清热泻火，理气和血，消肿止痛。

【主　治】腹痛，腹胀，泄泻，齿痛，头面痛，咽喉肿痛，鼻衄，心烦，失眠多梦，足背肿痛，趾跖关节痛。

【按摩法】常用拇指指腹下压揉按内庭，每次1~3分钟。

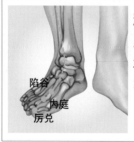

精准定位

在足背，第2、第3趾间，趾蹼缘后方赤白肉际处。

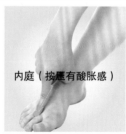

3秒钟取穴

足背第2、第3趾之间，皮肤颜色深浅交界处即是。

厉兑 Lìduì [ST45]

【功　效】清热和胃，苏厥醒神，通经活络。

【主　治】多梦，晕厥，热病汗不出，胃脘痛，便秘，水肿，黄疸，牙痛，足背肿痛。

【按摩法】经常用拇指指甲垂直掐按厉兑，每次1~3分钟。

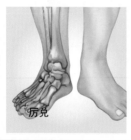

精准定位

在足趾，第2趾末节外侧，趾甲根角侧旁开0.1寸（指寸）。

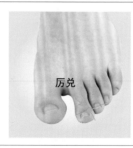

3秒钟取穴

足背第2趾趾甲外侧缘与趾甲下缘各作一垂线交点处即是。

第五章 足太阴脾经

足太阴脾经，起于足大趾内侧端（隐白穴），沿足内侧赤白肉际上行，经内踝前面，上小腿内侧，沿胫骨后缘上行，至内踝上8寸处走出足厥阴肝经的前面，经膝股内侧前缘至冲门穴，进入腹部，属脾络胃，向上通过横膈，夹食管旁，连于舌根，散于舌下。

其支脉，从胃出来，向上通过膈，流注于心中。

【主治病候】胃病、妇科、前阴病及经脉循行部位的其他病症，如腹胀、便溏、下痢、胃脘痛、嗳气、身重无力、舌根强痛、下肢内侧肿胀等。

经穴歌诀

二十一穴脾中州，隐白在足大趾头，
大都太白公孙盛，商丘直上三阴交，
漏谷地机阴陵泉，血海箕门冲门前，
府舍腹结大横上，腹哀食窦天溪候，
胸乡周容大包上，从足经腹向胸走。

足太阴脾经一侧21个穴位，左右共42个穴位，首穴隐白，末穴大包。联系的脏腑和器官有脾、胃、心、舌、咽，所以能够治疗这些脏器和器官所在部位的疾病。

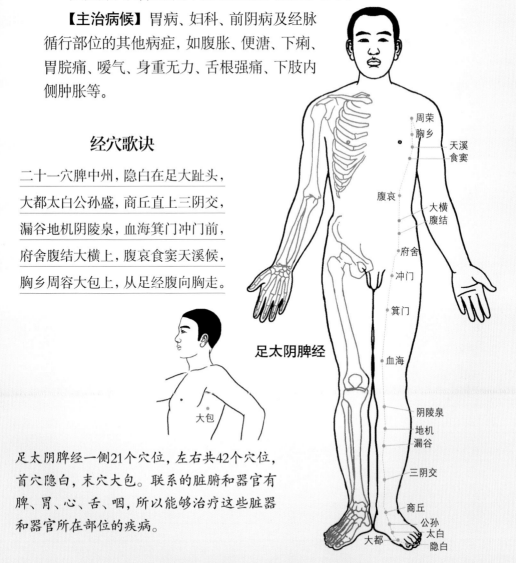

足太阴脾经

隐白 Yǐnbái [SP1]

【功　效】行气止痛，调经统血，健脾回阳。

【主　治】月经过多，崩漏，腹胀，小儿惊风。

【按摩法】经常用拇指指甲垂直掐按隐白，每次1~3分钟。

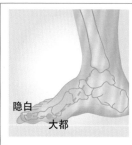

精准定位

在足趾，大趾末节内侧，趾甲根角侧后方0.1寸（指寸）。

隐白

大都

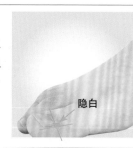

3秒钟取穴

足大趾趾甲内侧缘与下缘各作一垂线之交点处即是。

隐白

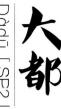

大都 Dàdū [SP2]

【功　效】理气和胃，泄热止痛，健脾和中，宁心安神。

【主　治】热病汗不出，腹胀，腹痛，呕吐，目眩，胃疼，小儿惊风。

【按摩法】经常用拇指指甲垂直掐按大都，每次1~3分钟。

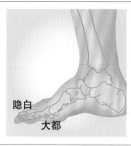

精准定位

在足趾，第1跖趾关节前下方赤白肉际凹陷中。

隐白

大都

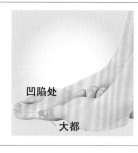

3秒钟取穴

足大趾与足掌所构成的关节，前下方掌背交界线凹陷处即是。

凹陷处

大都

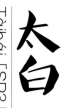

太白 Tàibái [SP3]

【功　效】健脾和胃，行气止痛，清热化湿，通经活络。

【主　治】脾胃虚弱，胃痛，腹胀，腹痛，腰痛，肠鸣，呕吐，泄泻。

【按摩法】常用拇指指腹垂直按压太白，每次1~3分钟。

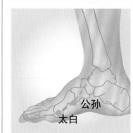

精准定位

在跖区，第1跖趾关节后下方赤白肉际凹陷处。

公孙

太白

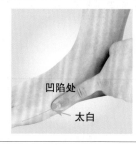

3秒钟取穴

足大趾与足掌所构成的关节，后下方掌背交界线凹陷处即是。

凹陷处

太白

Gōngsūn [SP4]

公孙

【功　效】理气和胃，涩肠止泻，宁心安神。

【主　治】呕吐，腹痛，胃脘痛，肠鸣，泄泻，痢疾，水肿，失眠。

【按摩法】长期坚持用拇指指尖垂直揉按公孙，每次1~3分钟。

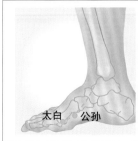

精准定位

在跖区，第1跖骨底前下方凹陷处。

太白　公孙

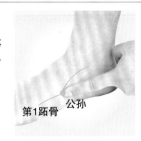

3秒钟取穴

足大趾与足掌所构成的关节内侧，弓形骨后端下缘凹陷处即是。

第1跖骨　公孙

Shāngqiū [SP5]

商丘

【功　效】健脾化湿，通调肠胃，利胆退黄，宁心安神。

【主　治】腹胀，肠鸣，痔疮，多梦，两足无力，足踝痛。

【按摩法】经常用拇指指腹用力揉按商丘，每次1~3分钟。

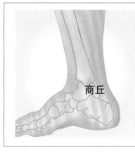

精准定位

在踝区，内踝前下方，舟骨结节与内踝尖连线中点的凹陷处。

商丘

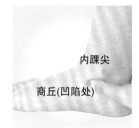

3秒钟取穴

足内踝前下方凹陷处即是。

内踝尖

商丘(凹陷处)

Sānyīnjiāo [SP6]

三阴交

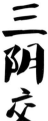
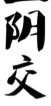

【功　效】健脾和胃，补益肝肾，调经止带，涩精止遗。

【主　治】月经不调，阳痿，下肢神经痛或瘫痪，糖尿病，更年期综合征，脾胃虚弱，贫血，闭经，白带过多，盆腔炎，痛经，前列腺炎。

【按摩法】经常用拇指指尖垂直按压三阴交，每次1~3分钟。

精准定位

在小腿内侧，内踝尖上3寸，胫骨内侧缘后际。

三阴交

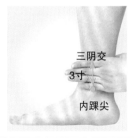

3秒钟取穴

小指下缘靠内踝尖上，食指上缘所在水平线与胫骨后缘交点即是。

三阴交

3寸

内踝尖

漏谷

【功　效】行气止痛，利尿除湿，通经活络。

【主　治】肠鸣腹胀，腹痛，水肿，腰膝麻痹，小便不利，足踝肿痛，脚气病。

【按摩法】用拇指指腹揉按漏谷，每次1~3分钟。

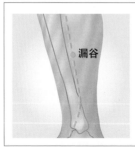

精准定位

在小腿内侧，内踝尖上6寸，胫骨内侧缘后际。

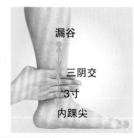

3秒钟取穴

胫骨内侧缘，内踝尖直上量两个4横指处即是。

地机

【功　效】健脾除湿，调经止遗，通经活络。

【主　治】糖尿病，月经不调，白带过多，男子精不足，遗精。

【按摩法】用拇指指腹揉按地机，每次1~3分钟。

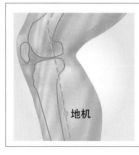

精准定位

在小腿内侧，阴陵泉穴（SP9）下3寸，胫骨内侧缘后际。

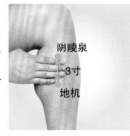

3秒钟取穴

先找到阴陵泉穴（见本页），直下量4横指处即是。

阴陵泉

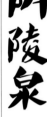

【功　效】清利湿热，健脾理气，益肾调经，通经活络。

【主　治】腹痛，腹胀，水肿，小便不利或失禁，遗尿，类中风，失眠。

【按摩法】经常用拇指指尖按压阴陵泉，每次1~3分钟。

精准定位

在小腿内侧，胫骨内侧髁下缘与胫骨内侧缘之间的凹陷中。

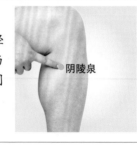

3秒钟取穴

食指沿小腿内侧骨内缘向上推，抵膝关节下，胫骨向内上弯曲凹陷处即是。

血海 Xuèhǎi [SP10]

【功　效】调经统血，健脾化湿，通利小便，通经活络。

【主　治】腹胀，月经不调，痛经，崩漏，贫血，膝关节痛，荨麻疹，皮肤瘙痒，脚气。

【按摩法】每天早晚用拇指指尖按揉血海，每次1~3分钟。

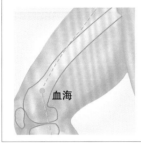

精准定位

在股前区，髌底内侧端上2寸，股四头肌内侧头的隆起处。

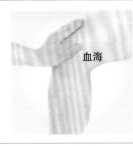

3秒钟取穴

屈膝90°，手掌伏于膝盖骨上，大拇指与其他四指成45°，大拇指尖处即是。

箕门 Jīmén [SP11]

【功　效】健脾渗湿，通利下焦，消肿止痛。

【主　治】两股生疮，阴囊湿痒，小便不通，遗尿。

【按摩法】经常用拇指指腹用力按揉箕门，每次1~3分钟。

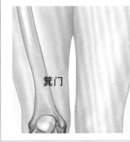

精准定位

在股前区，髌骨内侧端与冲门穴的连线上1/3与下2/3的交点处。

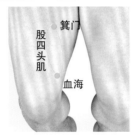

3秒钟取穴

坐位绷腿，大腿内侧有一鱼状肌肉隆起，鱼尾凹陷处即是。

冲门 Chōngmén [SP12]

【功　效】行气调经，健脾利湿，理气解痉。

【主　治】腹痛，腹胀，小便不利，妊娠浮肿，尿闭。

【按摩法】用拇指指腹揉按冲门，每次1~3分钟。

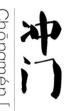
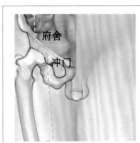

精准定位

在腹股沟区，腹股沟斜纹中，髂外动脉搏动处的外侧。

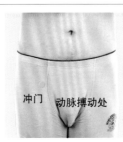

3秒钟取穴

腹股沟外侧可摸到搏动，搏动外侧按压有酸胀感处即是。

府舍

【功 效】行气止痛，消肿散结，通经活络。

【主 治】腹痛，腹中肿块，吐泻，疝气，腹满积聚。

【按摩法】仰卧，用中间三个手指按揉府舍，每次1~3分钟。

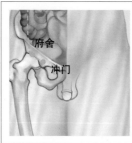

精准定位

在下腹部，脐中下4寸，冲门穴（SP12）上方0.7寸，前正中线旁开4寸。

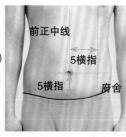

3秒钟取穴

肚脐沿前正中线向下量5横指，再水平旁开5横指处即是。

腹结

【功 效】行气，和胃止痛，通经活络。

【主 治】绕脐腹痛，泄泻，胁肋痛，咳逆。

【按摩法】经常用拇指指腹轻轻揉按腹结，每次1~3分钟。

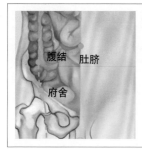

精准定位

在下腹部，脐中下1.3寸，前正中线旁开4寸。

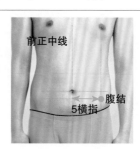

3秒钟取穴

在肚脐中央下1.3寸，乳头直下处即是。

大横

【功 效】行气，和胃止痛，通经活络。

【主 治】腹胀，腹寒痛，痢疾，泄泻，便秘。

【按摩法】每天早晚坚持用中指指腹按压大横，每次1~3分钟。

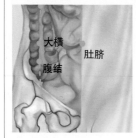

精准定位

在腹部，脐中旁开4寸。

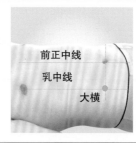

3秒钟取穴

仰卧，由乳头向下作与前正中线的平行线，再由脐中央作一水平线，交点处即是。

腹哀 Fùāi [SP16]

【功　效】健脾和胃，理气调肠，通经活络。

【主　治】腹痛，消化不良，便秘，痢疾，便脓血。

【按摩法】用拇指指腹揉按腹哀，每次1~3分钟。

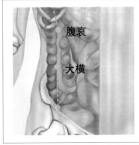

精准定位

在上腹部，脐中上3寸，前正中线旁开4寸。

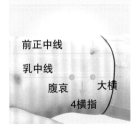

3秒钟取穴

仰卧，先找到大横穴，再沿乳中线向上4横指，即是本穴。

食窦 Shídòu [SP17]

【功　效】行气止痛，宣肺平喘，健脾和中，利水消肿。

【主　治】食积，反胃，胸膜炎，胸胁胀痛，胸引背痛不得卧。

【按摩法】用拇指指腹揉按食窦，每次1~3分钟。

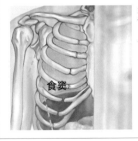

精准定位

在胸部，第5肋间隙，前正中线旁开6寸。

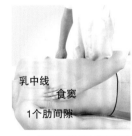

3秒钟取穴

仰卧，乳头旁开3横指，再向下1个肋间隙处即是。

天溪 Tiānxī [SP18]

【功　效】宽胸理气，止咳通乳，消肿止痛。

【主　治】胸部疼痛，咳嗽，胸胁胀痛，乳房肿痛。

【按摩法】用拇指指腹揉按天溪，每次1~3分钟。

精准定位

在胸部，第4肋间隙，前正中线旁开6寸。

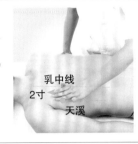

3秒钟取穴

仰卧，乳头旁开3横指处，乳头所在肋间隙即是。

胸乡 Xiōngxiāng [SP19]

【功　效】宣肺止咳，理气止痛，通经活络。

【主　治】支气管炎，胸膜炎，咳嗽，胸胁胀痛，肋间神经痛。

【按摩法】用拇指指腹揉按胸乡，每次1~3分钟。

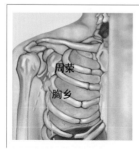

周荣
胸乡

精准定位

在胸部，第3肋间隙，前正中线旁开6寸。

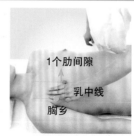

1个肋间隙
乳中线
胸乡

3秒钟取穴

仰卧，乳头旁开3横指，再向上1个肋间隙处即是。

周荣 Zhōuróng [SP20]

【功　效】宣肺止咳，理气止痛，通经活络。

【主　治】胸胁胀满，胁肋痛，咳嗽，食欲不振。

【按摩法】用拇指指腹揉按周荣，每次1~3分钟。

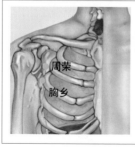

周荣
胸乡

精准定位

在胸部，第2肋间隙，前正中线旁开6寸。

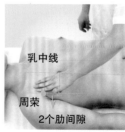

乳中线
周荣
2个肋间隙

3秒钟取穴

仰卧，乳头旁开3横指，再向上2个肋间隙处即是。

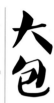

大包 Dàbāo [SP21]

【功　效】统血养经，宽胸止痛，通经活络。

【主　治】中气不和，哮喘，胸胁痛，气喘。

【按摩法】每天早晚用中指指尖揉按大包，每次1~3分钟。

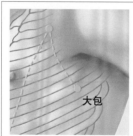

大包

精准定位

在胸外侧区，第6肋间隙，腋中线上。

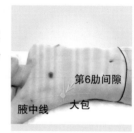

第6肋间隙
腋中线　大包

3秒钟取穴

正坐侧身或仰卧，沿腋中线自上而下摸到第6肋间隙处即是。

第六章 手少阴心经

手少阴心经，起于心中，出属"心系"（心与其他脏器相联系的部位），通过横膈，联络小肠。

其支脉，从心系向上，沿咽喉主目系。其直行主干，从心系上行于肺，再向下出于腋下，沿上肢内侧后缘，进入掌内小指桡侧末端。

【主治病候】心、胸、神志病以及经脉循行部位的其他病症。如心痛，咽干，口渴，目黄，胁痛，上臂内侧痛，手心发热等。

经穴歌诀

手少阴心起极泉，

青灵少海灵道全，

通里阴郄神门穴，

少府少冲小指接。

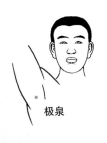

极泉

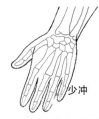

少冲

手背面图

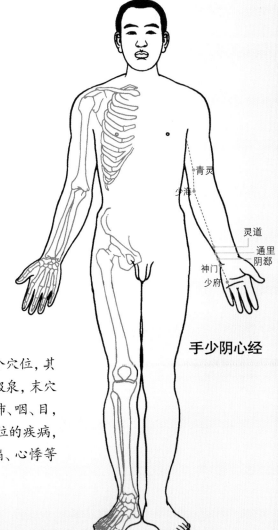

青灵
少海
灵道
通里
阴郄
神门
少府

手少阴心经

手少阴心经一侧 9 个穴位，左右共 18 个穴位，其中 8 个分布于上肢，1 个在腋窝。首穴极泉，末穴少冲。联系的脏腑和器官有心、小肠、肺、咽、目，所以能够治疗这些脏器和器官所在部位的疾病，擅长宁心安神、活络止痛，能改善心痛、心悸等症状。

极泉 Jíquán [HT1]

【功　效】宽胸宁神，理气止痛，消肿散结。

【主　治】胃痛，干呕，心痛，四肢不举，乳汁分泌不足。

【按摩法】每天早晚用中指指尖按压极泉，每次1~3分钟。

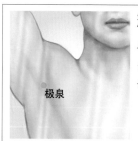

精准定位

在腋区，腋窝中央，腋动脉搏动处。

极泉

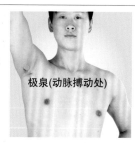

极泉(动脉搏动处)

3秒钟取穴

上臂外展，腋窝顶点可触摸到动脉搏动，按压有酸胀感处即是。

青灵 Qīnglíng [HT2]

【功　效】理气止痛，宽胸宁心，通经活络。

【主　治】头痛，肩臂红肿，腋下肿痛。

【按摩法】经常用手掌拍打或用拇指指腹按揉青灵，每次1~3分钟。

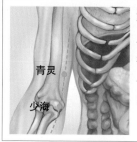

精准定位

在臂前区，肘横纹上3寸，肱二头肌的内侧沟中。

青灵
少海

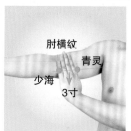

肘横纹
青灵
少海
3寸

3秒钟取穴

伸臂，确定少海穴与极泉穴位置，从少海穴沿二者连线量4横指处即是。

少海 Shàohǎi [HT3]

【功　效】理气通络，益心安神，消肿散结。

【主　治】心痛，癫狂，善笑，痫症，肘臂挛痛，手颤，眼充血，鼻充血。

【按摩法】每天早晚用拇指指腹按压少海，每次1~3分钟。

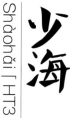

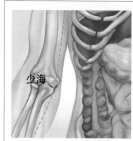

精准定位

在肘前区，横平肘横纹，肱骨内上髁前缘。

少海

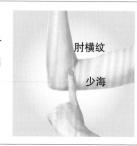

肘横纹
少海

3秒钟取穴

屈肘90°，肘横纹内侧端凹陷处即是。

灵道 Língdào〔HT4〕

【功　效】活络止痛，祛风止痉，宁心安神。

【主　治】心脏疾患，胃脘部疼痛，干呕，手麻不仁。

【按摩法】用拇指指腹按压灵道，每次1~3分钟。

精准定位

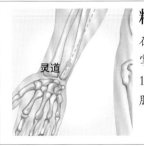

在前臂前区，腕掌侧远端横纹上1.5寸，尺侧腕屈肌腱的桡侧缘。

3秒钟取穴

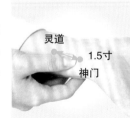

先找到神门穴（见62页），再向上量取1.5寸即是。

通里 Tōnglǐ〔HT5〕

【功　效】清热安神，祛风止痛，通经活络。

【主　治】心脏疾病，头痛，头昏，盗汗，面赤热，心悸，扁桃体炎，月经过多。

【按摩法】用拇指指腹揉按通里，每次1~3分钟。

精准定位

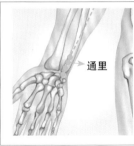

在前臂前区，腕掌侧远端横纹上1寸，尺侧腕屈肌腱的桡侧缘。

3秒钟取穴

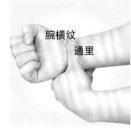

用力握拳，沿两筋（掌长肌腱与桡侧腕屈肌腱）间的凹陷从腕横纹向上量1横指处。

阴郄 Yīnxì [HT6]

【功　效】宁心安神，清热止血，通经活络。

【主　治】胃脘部疼痛，吐血，心痛，盗汗，失语，鼻衄。

【按摩法】用拇指指腹按压阴郄，每次1~3分钟。

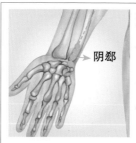

精准定位

阴郄

在前臂前区，腕掌侧远端横纹上1寸，尺侧腕屈肌腱的桡侧缘。

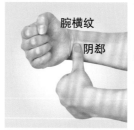

腕横纹
阴郄

3秒钟取穴

用力握拳，沿两筋（掌长肌腱与桡侧腕屈肌腱）间的凹陷从腕横纹向上量半横指处。

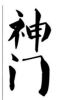

神门 Shénmén [HT7]

【功　效】益心安神，理气止痛，平肝息风，降逆止血。

【主　治】心烦，健忘，失眠，癫狂，痫症，头痛，头昏，心脏病，心悸，胸闷，目眩，手臂疼痛、麻木，喘逆上气，吐血。

【按摩法】每天早晚用拇指指甲尖垂直掐按神门，每次1~3分钟。

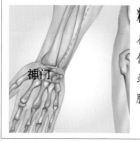

精准定位

神门

在腕前区，腕掌侧远端横纹尺侧端，尺侧腕屈肌腱的桡侧缘。

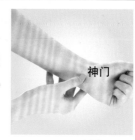

神门

3秒钟取穴

微握拳，另一手四指握住手腕，弯曲大拇指，指甲尖所在的凹陷处即是。

少府 Shàofǔ [HT8]

【功　效】清心泻火，息风止痉，行气利尿。

【主　治】心悸，胸痛，善笑，悲恐，善惊，掌心发热，手小指拘挛，臂神经痛，小便不利。

【按摩法】经常用拇指指尖按压少府，每次3~5分钟。

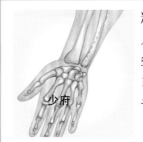

精准定位

在手掌，横平第5掌指关节近端，第4、第5掌骨之间。

少府

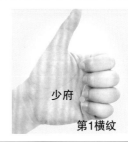

3秒钟取穴

半握拳，小指切压掌心第1横纹上，小指尖间所指处即是。

少府

第1横纹

少冲 Shàochōng [HT9]

【功　效】开窍醒脑，祛风止痉，苏厥逆，泄邪热。

【主　治】癫狂，热病，中风昏迷，目黄，胸中痛。为急救穴之一。

【按摩法】每天早晚用拇指指甲尖垂直掐按少冲，每次3~5分钟。

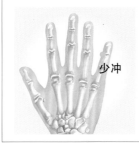

精准定位

在手指，小指末节桡侧，指甲根角侧上方0.1寸（指寸）。

少冲

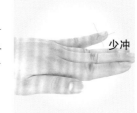

3秒钟取穴

伸小指，沿指甲底部与指桡侧引线交点处即是。

少冲

第七章 手太阳小肠经

手太阳小肠经，起于小指外侧端（少泽穴），沿着手背外侧至腕部，出于尺骨茎突，直上沿着前臂外侧后缘，经尺骨鹰嘴与肱骨内上髁之间，沿上臂外侧后缘，出于肩关节，绕行肩胛部，交会于大椎穴，向下进入缺盆部，联络心脏，沿着食管通过横膈，到达胃部，属于小肠。

其支脉，从缺盆上行，沿颈部上行至面颊，到达目外眦，折回进入耳中。另一支脉，从面颊分出，上行至目眶下，抵于鼻旁，到达目内眦。

【主治病候】 头、项、耳、目、咽喉病，热病，神经病以及经脉循行部位的其他病症。如少腹痛，耳聋，目黄，颊肿，咽喉肿痛，肩臂外侧后缘痛等。

经穴歌诀

手太阳经小肠穴，少泽先行小指末，
前谷后溪腕骨间，阳谷须同养老列，
支正小海上肩贞，臑俞天宗秉风合，
曲垣肩外复肩中，天窗循次上天容，
此经穴数一十九，还有颧髎入听宫。

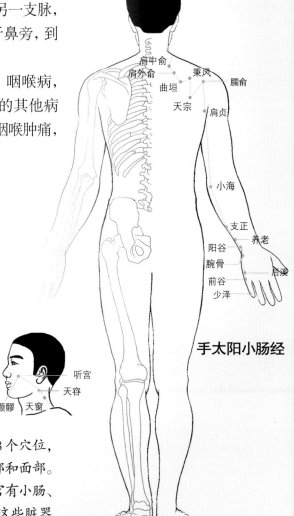

手太阳小肠经

手太阳小肠经一侧 19 个穴位，左右共 38 个穴位，其中 8 个分布于上肢，11 个在肩部、颈部和面部。首穴少泽，末穴听宫。联系的脏腑和器官有小肠、心、胃、咽、目、耳、鼻，所以能够治疗这些脏器和器官所在部位的疾病。

少泽 Shàozé [SI1]

【功　效】清热利咽，通乳开窍，明目退翳。

【主　治】头痛，项急，中风昏迷，鼻衄，耳聋，耳鸣，乳汁不足。

【按摩法】经常用拇指指甲尖垂直下压少泽，每次1~3分钟。

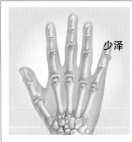

精准定位

在手指，小指末节尺侧，指甲根角侧旁开0.1寸（指寸）。

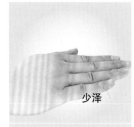

3秒钟取穴

伸小指，沿指甲底部与指尺侧引线交点处即是。

前谷 Qiángǔ [SI2]

【功　效】清利头目，安神定志，通经活络。

【主　治】头项急痛，颈项不得回顾，掌指关节红肿，臂痛不得举，腮腺炎，乳腺炎。

【按摩法】经常用拇指指腹按揉前谷，每次1~3分钟。

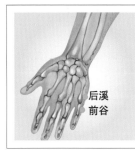

精准定位

在手指，第5掌指关节尺侧，赤白肉际凹陷中。

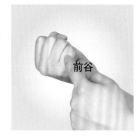

3秒钟取穴

握拳，小指掌指关节前有一皮肤皱襞突起，其尖端处即是。

后溪 Hòuxī [SI3]

【功　效】清心安神，镇肝息风，通经活络。

【主　治】头项急痛，落枕，颈椎病，颈肩部疼痛，肘臂小指拘急疼痛，疟疾，黄疸。

【按摩法】将双手放在桌沿上来回滚动后溪3~5分钟。

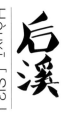

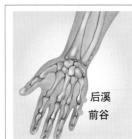

精准定位

在手内侧，第5掌指关节尺侧，近端赤白肉际凹陷中。

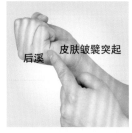

3秒钟取穴

握拳，小指掌指关节后有一皮肤皱襞突起，其尖端处即是。

腕骨

【功　效】祛湿退黄，增液止渴，祛风止痉。

【主　治】手腕无力，指挛，前臂痛，头痛，耳鸣，黄疸，消渴，口腔炎。

【按摩法】用拇指指腹按压腕骨，每次1~3分钟。

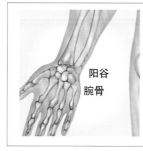

精准定位
在腕区，第5掌骨基底与三角骨之间的赤白肉际凹陷中。

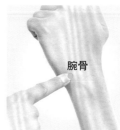

3秒钟取穴
微握拳，掌心向下，由后溪穴（见66页）向腕部推，摸到两骨结合凹陷处即是。

阳谷

【功　效】明目安神，平肝潜阳，活络止痛。

【主　治】头痛，臂、腕外侧痛，热病汗不出，耳鸣，耳聋，癫痫。

【按摩法】用拇指指腹按压阳谷，每次1~3分钟。

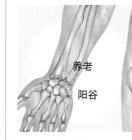

精准定位
在腕后区，尺骨茎突与三角骨之间的凹陷中。

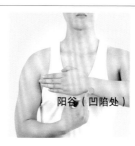

3秒钟取穴
位于尺骨茎突远端凹陷中。

阳谷（凹陷处）

养老

【功　效】清脑明目，息风止痛，舒筋活络。

【主　治】目视不明，腕部及前臂疼痛，肘部红肿，急性腰痛，落枕。

【按摩法】经常用食指指尖垂直向下按揉养老，每次1~3分钟。

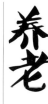

精准定位
在前臂后区，腕背横纹上1寸，尺骨头桡侧凹陷中。

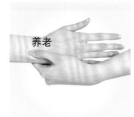

3秒钟取穴
屈腕掌心向胸，沿小指侧隆起高骨往桡侧推，触及一骨缝处即是。

支正 Zhīzhèng [SI7]

【功　效】安神定志，清热解表，平肝息风，通经止痛。

【主　治】头痛，目眩，肘挛不能屈伸，腰背酸痛，四肢无力，消渴，精神病。

【按摩法】用拇指指腹按压支正，每次1~3分钟。

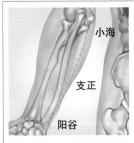

精准定位

在前臂后区，腕背侧远端横纹上5寸，尺骨尺侧与尺侧腕屈肌之间。

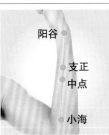

3秒钟取穴

屈肘，确定阳谷穴（见67页）与小海穴（见本页）位置，取二者连线中点向阳谷侧1横指处即是。

小海 Xiǎohǎi [SI8]

【功　效】安神定志，平肝潜阳，清热通络，定痫止痉。

【主　治】目眩，耳聋，颊肿，颈项痛，网球肘，痫症，精神病。

【按摩法】经常用拇指指腹垂直揉按小海，每次1~3分钟。

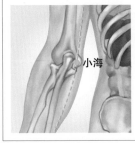

精准定位

在肘后区，尺骨鹰嘴与肱骨内上髁之间凹陷中。

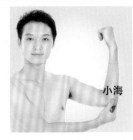

3秒钟取穴

屈肘，肘尖最高点与肘部内侧高骨最高点间凹陷处即是。

肩贞 Jiānzhēn [SI9]

【功　效】清脑聪耳，息风止痛，通经活络。

【主　治】伤寒，发热，肩胛痛，手臂麻痛，耳鸣，耳聋。

【按摩法】用中指指腹按压肩贞，每次1~3分钟。

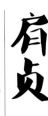

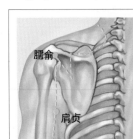

精准定位

在肩胛区，肩关节后下方，腋后纹头直上1寸。

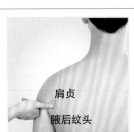

3秒钟取穴

正坐垂臂，从腋后纹头向上量1横指处即是。

臑俞 Nàoshù [SI10]

【功　效】活络止痛,止咳化痰,消肿散结。

【主　治】肩臂酸痛无力,肩肿,颈项瘰疬。

【按摩法】用中指指腹按压臑俞,每次1~3分钟。

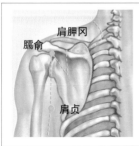

精准定位

在肩胛区,腋后纹头直上,肩胛冈下缘凹陷中。

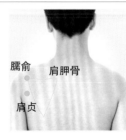

3秒钟取穴

手臂内收,腋后纹末端肩贞穴(见68页)向上推至肩胛骨下缘处即是。

天宗 Tiānzōng [SI11]

【功　效】舒筋活络,止咳化痰,理气消肿。

【主　治】肩周炎,颊颔肿,肘酸痛,乳房胀痛,坐骨神经痛,小儿脊柱侧弯。

【按摩法】经常用中指指腹按揉天宗,每次1~3分钟。

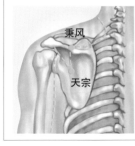

精准定位

在肩胛区,肩胛冈中点与肩胛骨下角连线上1/3与下2/3交点凹陷中。

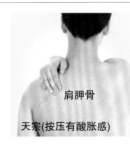

3秒钟取穴

以对侧手,由颈下过肩,手伸向肩胛骨处,中指指腹所在处即是。

秉风 Bǐngfēng [SI12]

【功　效】散风理气,止咳化痰,通经活络。

【主　治】肩胛疼痛不举,颈强不得回顾,咳嗽,支气管炎。

【按摩法】每天早晚用中指指腹按揉两侧秉风各1~3分钟。

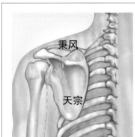

精准定位

在肩胛区,肩胛冈上窝中点。

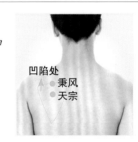

3秒钟取穴

手臂内收,天宗穴(见本页)直上,肩胛冈上缘凹陷处即是。

Qūyuán [SI13]

曲垣

【功　效】祛风止痉，止咳化痰，活络止痛。

【主　治】肩胛拘挛疼痛，肩胛疼痛不举，上肢酸麻，咳嗽等。

【按摩法】每天早晚用中指指腹按揉曲垣，每次1~3分钟。

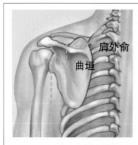

精准定位

在肩胛区，肩胛冈内侧端上缘凹陷中。

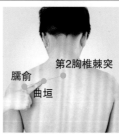

3秒钟取穴

低头，后颈部最突起椎体往下数2个为第2胸椎棘突，与臑俞穴（见69页）连线中点处即是。

Jiānwàishù [SI14]

肩外俞

【功　效】舒筋活络，止咳平喘，祛风止痛。

【主　治】肩背酸痛，颈项僵硬，上肢冷痛等。

【按摩法】每天早晚用中指指腹按揉肩外俞，每次1~3分钟。

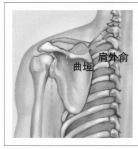

精准定位

在脊柱区，第1胸椎棘突下，后正中线旁开3寸。

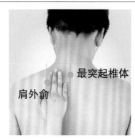

3秒钟取穴

低头，后颈部最突起椎体往下数1个椎骨的棘突下，旁开4横指处即是。

Jiānzhōngshù [SI15]

肩中俞

【功　效】解表宣肺，活络止痛，止咳平喘。

【主　治】咳嗽，肩背酸痛，颈项僵硬，目视不明，发热恶寒。

【按摩法】每天用双手按揉肩中俞，每次3~5分钟。

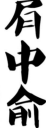

精准定位

在脊柱区，第7颈椎棘突下，后正中线旁开2寸。

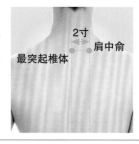

3秒钟取穴

低头，后颈部最突起椎体旁开2寸处即是。

天窗 Tiānchuāng [SI16]

【功　效】平肝息风，消肿止痛，通经活络。

【主　治】头痛，耳鸣，耳聋，咽喉肿痛，中风口噤，痔疮。

【按摩法】用中指指腹按揉天窗，每次1~3分钟。

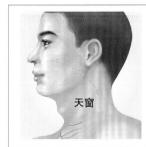

精准定位

在颈部，横平喉结，胸锁乳突肌的后缘。

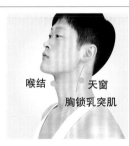

3秒钟取穴

仰头，从耳下向喉咙中央走行的绷紧的肌肉后缘与喉结相平处即是。

喉结　天窗　胸锁乳突肌

天容 Tiānróng [SI17]

【功　效】平肝息风，活络止痉，消肿止痛。

【主　治】头痛，耳鸣，耳聋，咽喉肿痛，项强不可回顾，哮喘。

【按摩法】经常用中指指腹按揉天容，每次1~3分钟。

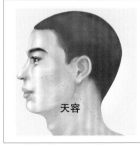

精准定位

在颈部，下颌角后方，胸锁乳突肌的前缘凹陷中。

天容

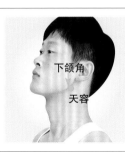

3秒钟取穴

耳垂下方的下颌角后方凹陷处即是。

下颌角　天容

颧髎 Quánliáo [SI18]

【功　效】祛风镇痉，清热消肿，通经活络。

【主　治】面痛，眼睑眴动，口眼歪斜，三叉神经痛，牙龈肿痛。

【按摩法】经常按摩颧髎，每次1~3分钟。

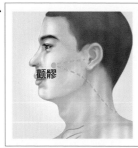

颧髎

精准定位

在面部，颧骨下缘，外眼角直下凹陷中。

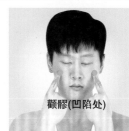

颧髎(凹陷处)

3秒钟取穴

在面部，颧骨最高点下缘凹陷处即是。

听宫 Tīnggōng [SI19]

【功　效】平肝息风，消肿止痛，聪耳开窍。

【主　治】耳鸣，耳聋，中耳炎，耳部疼痛，聋哑，心腹满痛。

【按摩法】经常用拇指点按或点揉听宫，每次1~3分钟。

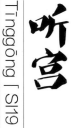

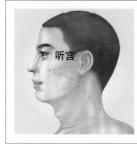

听宫

精准定位

在面部，耳屏正中与下颌骨髁状突之间的凹陷中。

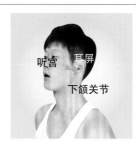

听宫　耳屏

下颌关节

3秒钟取穴

微张口，耳屏与下颌关节之间凹陷处即是。

第八章 足太阳膀胱经

足太阳膀胱经起于内眼角，上行额部，交会于头顶。其支脉，从头顶分出至耳上角。另一支脉由头顶内络于脑、出于项，入肩胛，下行至腰中，沿大腿后外侧下行，至足小趾外侧，下接足少阴肾经。

【主治病候】头、项、目、背、腰、下肢病症，神志病。

经穴歌诀

六十七穴足太阳，睛明目内红肉藏，

攒竹眉冲与曲差，五处一五上承光，

通天络却下玉枕，天柱发际大筋上，

大杼风门肺厥阴，心俞督俞膈俞当，

肝胆脾胃具挨次，三焦肾俞海大肠，

关元小肠到膀胱，中膂白环寸半量，

上次中下四髎穴，一空一空骶孔藏，

会阳尾骨外边取，附分脊背第二行，

魄户膏肓神堂寓，譩譆膈关魂门详，

阳纲意舍胃仓随，肓门志室至胞肓，

二十一椎秩边是，承扶臀股纹中央，

殷门浮郄委阳至，委中合阳承筋量，

承山飞扬跗阳继，昆仑仆参申脉堂，

金门京骨束骨跟，通谷至阴小趾旁。

足太阳膀胱经本经一侧 67 穴（左右两侧共 134 穴），49 穴分布在头面部、颈部、背腰部，18 穴分布在下肢后面的正中线和足的外侧部。首穴睛明，末穴至阴。

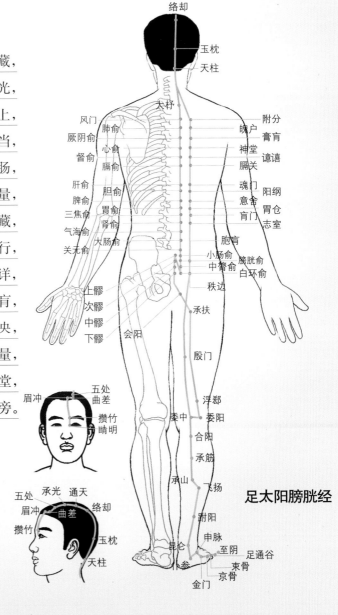

足太阳膀胱经

睛明

【功　效】泄热明目，散瘀止痛，祛风通络。

【主　治】目赤肿痛，白内障，目视不明，近视，夜盲，色盲，急性腰扭伤，坐骨神经痛。

【按摩法】用拇指指甲尖轻掐睛明，在骨上轻轻前后刮揉，每次双侧同时刮揉2分钟左右。

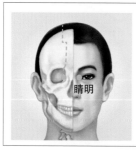

精准定位

在面部，目内眦内上方眶内侧壁凹陷中。

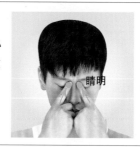

3秒钟取穴

正坐合眼，手指置于内侧眼角稍上方，按压有一凹陷处即是。

攒竹

【功　效】清热明目，祛风通络，通经活络。

【主　治】头痛，口眼歪斜，目赤肿痛，近视，夜盲症，目视不明，膈肌痉挛，腰背肌扭伤。

【按摩法】用食指中节刮抹眼眶，稍用力，每次2分钟左右。

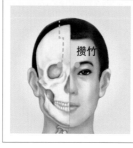

精准定位

在面部，眉头凹陷中，额切迹处。

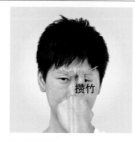

3秒钟取穴

皱眉，眉毛内侧端有一隆起处即是。

眉冲

【功　效】平肝潜阳，散风清热，镇痉宁神。

【主　治】眩晕，头痛，鼻塞，目视不明，目赤肿痛。

【按摩法】用两手拇指轻轻按揉眉冲，每次1~3分钟。

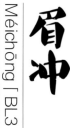

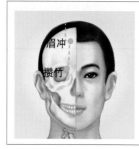

精准定位

在头部，额切迹直上入发际寸。

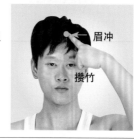

3秒钟取穴

手指自眉毛（攒竹穴）向上推，入发际半横指处按压有痛感处即是。

Qūchāi [BL4]

曲差

【功　效】清热明目，平肝潜阳，安神利窍。

【主　治】头痛，鼻塞，鼻衄，心中烦闷，结膜炎。

【按摩法】用食指指腹按压曲差，每次左右各1~3分钟。

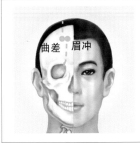

精准定位

在头部，前发际正中直上寸，旁开1.5寸。

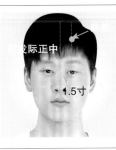

3秒钟取穴

前发际正中直上半横指，再旁开正中线1.5寸处即是。

Wǔchù [BL5]

五处

【功　效】清热散风，平肝潜阳，明目镇痉。

【主　治】小儿惊风，头痛，目眩，目视不明，鼻炎，癫痫。

【按摩法】用食指指腹按压五处，左右同时按压3分钟。

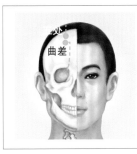

精准定位

在头部，前发际正中直上1.0寸，旁开1.5寸。

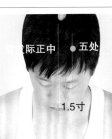

3秒钟取穴

前发际正中直上1横指，再旁开1.5寸处即是。

Chéngguāng [BL6]

承光

【功　效】清热明目，和胃止呕，安神利窍。

【主　治】头痛，口歪斜，鼻塞，目痛，目眩，目视不明等。

【按摩法】以食指指腹按压承光，每次左右各1~3分钟。

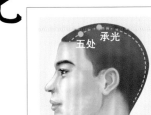

精准定位

在头部，前发际正中直上2.5寸，旁开1.5寸。

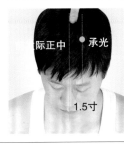

3秒钟取穴

前发际正中直上3横指，再旁开1.5寸处即是。

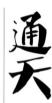

通天 Tōngtiān [BL7]

【功　效】清热祛风，通利鼻窍，通经活络。

【主　治】颈项强不能回顾，头痛，头重，鼻塞，口眼歪斜。

【按摩法】用食指按压通天，每次3分钟左右。

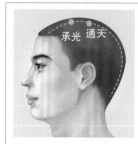

精准定位

在头部，前发际正中直上4寸，旁开1.5寸处。

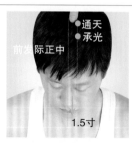

3秒钟取穴

如上法取承光穴（见75页），其直上1.5寸处即是。

络却 Luòquè [BL8]

【功　效】清热安神，平肝息风，益气明目。

【主　治】口眼歪斜，眩晕，癫狂，痫症，鼻塞，目视不明，甲状腺肿大。

【按摩法】用食指按压络却，每天早晚各1次，每次3分钟左右。

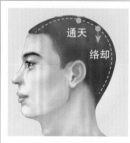

精准定位

在头部，前发际正中直上5.5寸，旁开1.5寸。

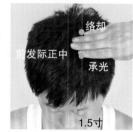

3秒钟取穴

如上法取承光穴（见75页），其直上3寸处即是。

玉枕 Yùzhěn [BL9]

【功　效】清热明目，降逆止呕，通络开窍。

【主　治】头痛，眩晕，目痛不能远视，鼻塞。

【按摩法】经常用中指指腹按压玉枕，每次3~5分钟。

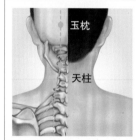

精准定位

在头部，后发际正中直上2.5寸，旁开1.3寸。

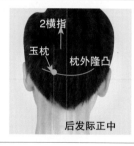

3秒钟取穴

沿后发际正中向上轻推，枕骨旁开2横指，在骨性隆起的外上缘有一凹陷处即是。

天柱 Tiānzhù [BL10]

【功　效】清头明目，强筋壮骨，通经活络。

【主　治】头痛，颈项僵硬，肩背疼痛，落枕，哮喘。

【按摩法】每天坚持用食指按压天柱，每次连叩9下。

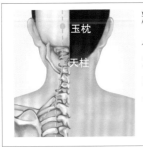

精准定位

在颈后区，横平第2颈椎棘突上际，斜方肌外缘凹陷中。

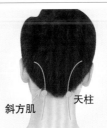

3秒钟取穴

正坐，触摸颈后两条大筋，在其外侧，后发际边缘可触及一凹陷处即是。

大杼 Dàzhù [BL11]

【功　效】强筋壮骨，清热止痛，通经活络。

【主　治】头痛，感冒，肩背痛，肺炎，胸胁胀满。

【按摩法】用中指指腹按压大杼，每次左右各按压1~3分钟。

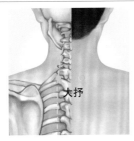

精准定位

在脊柱区，第1胸椎棘突下，后正中线旁开1.5寸。

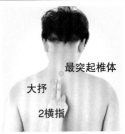

3秒钟取穴

低头屈颈，颈背交界处椎骨高突向下推1个椎体，下缘旁开2横指处即是。

风门 Fēngmén [BL12]

【功　效】宣肺解表，平肝潜阳，活络止痛。

【主　治】伤风咳嗽，发热头痛，哮喘，呕吐，感冒，中风，水肿，破伤风。

【按摩法】用中指指腹按压风门，每次左右各按压1~3分钟。

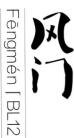

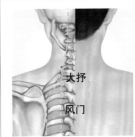

精准定位

在脊柱区，第2胸椎棘突下，后正中线旁开1.5寸。

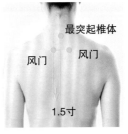

3秒钟取穴

低头屈颈，颈背交界处椎骨高突向下推2个椎体，下缘旁开2横指处即是。

肺俞 Fèishù [BL13]

【功　效】解表宣肺，清热理气，滋阴止血。

【主　治】咳嗽上气，胸满喘逆，脊背疼痛，耳聋，消渴，荨麻疹。

【按摩法】用手掌反复摩擦，或用按摩槌通过敲打的方式刺激肺俞，每次3~5分钟。

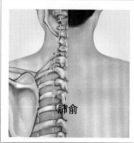

精准定位

在脊柱区，第3胸椎棘突下，后正中线旁开1.5寸。

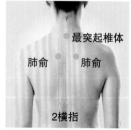

3秒钟取穴

低头屈颈，颈背交界处椎骨高突向下推3个椎体，下缘旁开2横指处即是。

厥阴俞 Juéyīnshù [BL14]

【功　效】宽胸理气，降逆止呕，活血止痛。

【主　治】胃脘部疼痛，呕吐，心痛，心悸，胸闷，肋间神经痛。

【按摩法】经常用按摩槌通过敲打的方式刺激厥阴俞，每次3~5分钟。

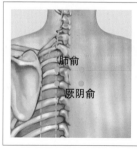

精准定位

在脊柱区，当第4胸椎棘突下，后正中线旁开1.5寸。

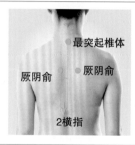

3秒钟取穴

低头屈颈，颈背交界处椎骨高突向下推4个椎体，下缘旁开2横指处即是。

心俞 Xīnshù [BL15]

【功　效】宽胸理气，温肾固摄，通络安神。

【主　治】心痛，心悸，失眠，健忘，呕吐不食，咳嗽，肩背痛，盗汗。

【按摩法】经常用按摩槌通过敲打的方式刺激心俞，每次3~5分钟。

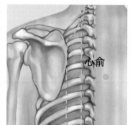

精准定位

在脊柱区，第5胸椎棘突下，后正中线旁开1.5寸。

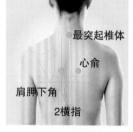

3秒钟取穴

肩胛骨下角水平连线与脊柱相交椎体处，往上推2个椎体，正中线旁开2横指处。

督俞 [BL16] Dūshù

【功 效】理气止痛，和胃降逆，强心通脉。

【主 治】发热恶寒，冠心病，心绞痛，腹胀，肠鸣，呃逆。

【按摩法】经常用按摩槌通过敲打的方式刺激督俞，每次3~5分钟。

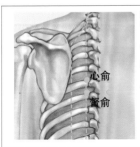

精准定位

在脊柱区，第6胸椎棘突下，后正中线旁开1.5寸。

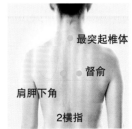

3秒钟取穴

肩胛骨下角水平连线与脊柱相交椎体处，往上推1个椎体，正中线旁开2横指处。

膈俞 [BL17] Géshù

【功 效】理气宽胸，健脾和胃，活血通脉，滋补肝肾。

【主 治】咳血，贫血，便血，心痛，心悸，胸痛，胸闷，胃脘痛，呕吐，呃逆，盗汗。

【按摩法】每天按揉膈俞3次，每次200下，用按摩槌通过敲打的方式刺激膈俞，每次3~5分钟。

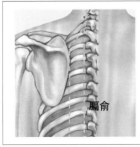

精准定位

在脊柱区，第7胸椎棘突下，后正中线旁开1.5寸。

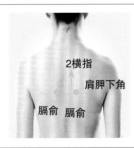

3秒钟取穴

肩胛骨下角水平连线与脊柱相交椎体处，正中线旁开2横指处。

肝俞 [BL18] Gānshù

【功 效】疏肝利胆，清热凉血，理气明目，祛痰开窍。

【主 治】急性胃肠炎，急、慢性肝炎，目视不明，吐血，腰背痛，月经不调，痛经，眩晕。

【按摩法】双手拇指分别按压双侧肝俞，在其上做旋转运动，由轻到重，至能承受为止，每次持续10~30分钟。

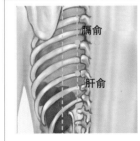

精准定位

在脊柱区，第9胸椎棘突下，后正中线旁开1.5寸。

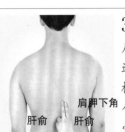

3秒钟取穴

肩胛骨下角水平连线与脊柱相交椎体处，往下推2个椎体，正中线旁开2横指处。

Dǎnshù〔BL19〕 胆俞

【功　效】疏肝利胆，清热化湿，通经活络。

【主　治】胃脘部及肚腹胀满，呕吐，黄疸，肺结核，夜盲症。

【按摩法】用双手拇指直接点压胆俞，局部有酸、胀、麻感觉为佳，坚持每分钟按摩100次，每日按摩3次。

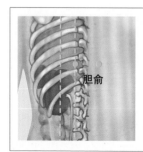

精准定位

在脊柱区，第10胸椎棘突下，后正中线旁开1.5寸。

胆俞

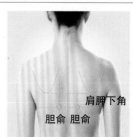

3秒钟取穴

肩胛骨下角水平连线与脊柱相交椎体处，往下推3个椎体，正中线旁开2横指处。

肩胛下角
胆俞　胆俞

Píshù〔BL20〕 脾俞

【功　效】疏肝解郁，健脾和胃，利湿升清。

【主　治】腹胀，呕吐，痢疾，水肿，胃痛，贫血，肝炎，月经不调，糖尿病，小儿咳嗽，小儿发热。

【按摩法】经常用按摩槌利用敲打的方式刺激脾俞，每次3~5分钟。

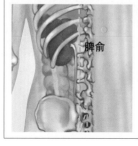

精准定位

在脊柱区，第11胸椎棘突下，后正中线旁开1.5寸。

脾俞

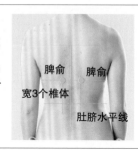

3秒钟取穴

肚脐水平线与脊柱相交椎体处，往上推3个椎体，正中线旁开2横指处即是。

脾俞　脾俞
宽3个椎体
肚脐水平线

Wèishù〔BL21〕 胃俞

【功　效】和胃健脾，补益肝肾，理中降逆。

【主　治】胃脘痛，呕吐，顽固性胃肠炎，痢疾，小儿疳积。

【按摩法】双手握拳，将拳背第2、第3掌指关节放于脾俞、胃俞上，适当用力揉按~1分钟。

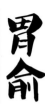

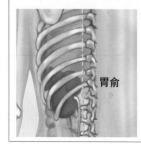

精准定位

在脊柱区，第12胸椎棘突下，后正中线旁开1.5寸。

胃俞

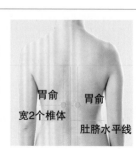

3秒钟取穴

肚脐水平线与脊柱相交椎体处，往上推2个椎体，正中线旁开2横指处即是。

胃俞　胃俞
宽2个椎体
肚脐水平线

三焦俞 Sānjiāoshù [BL22]

【功　效】温中健脾，和胃止痛，补益肝肾。

【主　治】胃炎，水肿，小便不利，遗尿，腹水，肠鸣泄泻。

【按摩法】经常用按摩槌利用敲打的方式刺激三焦俞，每次3~5分钟。

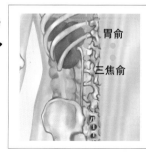

精准定位

在脊柱区，第1腰椎棘突下，后正中线旁开1.5寸。

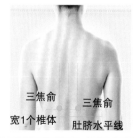

3秒钟取穴

肚脐水平线与脊柱相交椎体处，往上推1个椎体，正中线旁开2横指处即是。

肾俞 Shènshù [BL23]

【功　效】温肾助阳，生精益髓，清肝泻火，利水消肿。

【主　治】遗精，阳痿，月经不调，小便不利，水肿，腰腿痛，耳鸣，盆腔炎。

【按摩法】平时多用按摩槌敲打后腰的肾俞，每次3~5分钟。

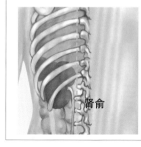

精准定位

在脊柱区，第2腰椎棘突下，后正中线旁开1.5寸。

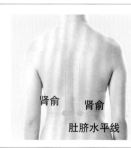

3秒钟取穴

肚脐水平线与脊柱相交椎体处，正中线旁开2横指处即是。

气海俞 Qìhǎishù [BL24]

【功　效】调补气血，温养冲任，化瘀止血。

【主　治】痛经，功能性子宫出血，痔疮，腰痛，腿膝不利。

【按摩法】每天用按摩槌敲打后腰的气海俞，每次3~5分钟。

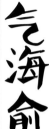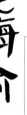

精准定位

在脊柱区，第3腰椎棘突下，后正中线旁开1.5寸。

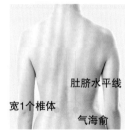

3秒钟取穴

肚脐水平线与脊柱相交椎体处，往下推1个椎体，正中线旁开2横指处即是。

大肠俞 Dàchángshù [BL25]

【功　效】除湿散寒，息风止痛，补益脾肾。

【主　治】腹痛，腹胀，泄泻，肠鸣，便秘，痢疾，腰脊强痛。

【按摩法】每天用按摩槌敲打后腰的大肠俞，每次3~5分钟。

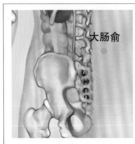

精准定位

在脊柱区，第4腰椎棘突下，后正中线旁开1.5寸。

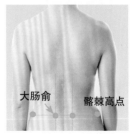

3秒钟取穴

两侧髂棘高点连线与脊柱交点，旁开2横指处即是。

关元俞 Guānyuánshù [BL26]

【功　效】通经止痛，温肾固摄，滋阴生津，调理下焦。

【主　治】腹胀，泄泻，便秘，急、慢性肠胃炎，痛经，前列腺炎，夜尿症，慢性盆腔炎，糖尿病。

【按摩法】每天用按摩槌敲打后腰的关元俞，每次3-5分钟。

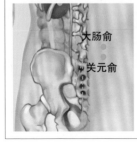

精准定位

在脊柱区，第5腰椎棘突下，后正中线旁开1.5寸。

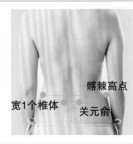

3秒钟取穴

两侧髂棘高点连线与脊柱交点，往下推1个椎体，旁开2横指处即是。

小肠俞 Xiǎochángshù [BL27]

【功　效】温经散寒，通络止痛，健脾除湿。

【主　治】腰痛，痢疾，泄泻，疝气，痔疮，妇人带下，盆腔炎。

【按摩法】经常用中指指腹揉按小肠俞，每次1~3分钟。

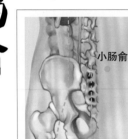

精准定位

在骶区，横平第1骶后孔，骶正中嵴旁1.5寸。

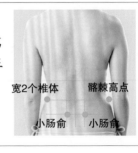

3秒钟取穴

两侧髂棘高点连线与脊柱交点，往下推2个椎体，旁开2横指处即是。

膀胱俞 Pángguāngshù〔BL28〕

【功　效】温肾固摄，补益脾肾，通络止痛。

【主　治】小便赤涩，夜尿症，遗精，坐骨神经痛，腰骶痛。

【按摩法】经常用中指指腹揉按膀胱俞，每次1~3分钟。

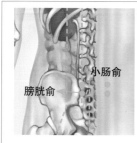

精准定位

在骶区，横平第2骶后孔，骶正中嵴旁1.5寸。

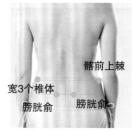

3秒钟取穴

两侧髂棘高点连线与脊柱交点，往下推3个椎体，旁开2横指处即是。

中膂俞 Zhōnglǚshù〔BL29〕

【功　效】除湿散寒，通经止痛，养阴生津，清热润燥。

【主　治】腰脊强痛，消渴，疝气，痢疾，肾虚，坐骨神经痛。

【按摩法】经常用中指指腹揉按中膂俞，每次1~3分钟。

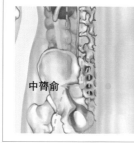

精准定位

在骶区，横平第3骶后孔，骶正中嵴旁1.5寸。

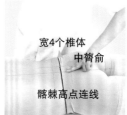

3秒钟取穴

两侧髂棘高点连线与脊柱交点，往下推4个椎体，旁开2横指处即是。

白环俞 Báihuánshù〔BL30〕

【功　效】除湿散寒，通经止痛，调补气血。

【主　治】带下病，月经不调，疝气，遗精，腰腿痛，下肢瘫痪。

【按摩法】经常用中指指腹揉按白环俞，每次1~3分钟。

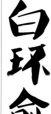
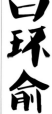

精准定位

在骶区，横平第4骶后孔，骶正中嵴旁1.5寸。

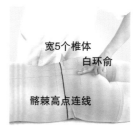

3秒钟取穴

两侧髂棘高点连线与脊柱交点，往下推5个椎体，旁开2横指处即是。

Shàngliáo [BL31]

上髎

【功　效】补脾益肾，通络止痛，温肾助阳。

【主　治】月经不调，带下，遗精，阳痿，二便不利，腰骶痛，腰膝酸软。

【按摩法】用两手缓和揉压上髎，以有酸胀感为宜。

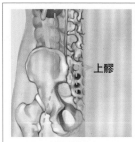

精准定位

在骶区，正对第1骶后孔中。

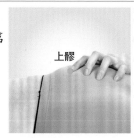

3秒钟取穴

俯卧，除拇指外，四指分别按于骶骨第1至第4骶椎棘突上，向外侧移1横指，食指位置即是。

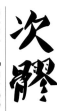

Cìliáo [BL32]

次髎

【功　效】通经止痛，温肾固摄，调补气血。

【主　治】月经不调，白带过多，遗精，阳痿，二便不利，腰骶痛，腰膝酸软。

【按摩法】用两手缓和揉压次髎，以有酸胀感为宜。

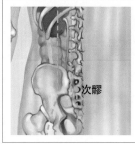

精准定位

在骶区，正对第2骶后孔中。

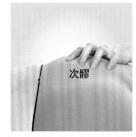

3秒钟取穴

同上髎穴（见本页）的取穴方法，此时中指所指的位置即为次髎穴。

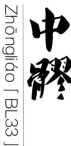

Zhōngliáo [BL33]

中髎

【功　效】除湿散寒，补益脾肾，温阳通便，补益下焦。

【主　治】月经不调，白带过多，遗精，阳痿，二便不利，腰骶痛，腰膝酸软。

【按摩法】用两手缓和揉压中髎，以有酸胀感为宜。

精准定位

在骶区，正对第3骶后孔中。

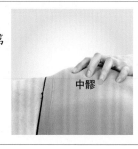

3秒钟取穴

同上髎穴（见本页）的取穴方法，此时无名指所指的位置即为中髎穴。

下髎 Xiàliáo [BL34]

【功　效】通经止痛，温阳通便，补益脾肾，强腰利湿。

【主　治】月经不调，白带过多，遗精，阳痿，二便不利，腰骶痛，腰膝酸软。

【按摩法】用两手缓和揉压下髎，以有酸胀感为宜。

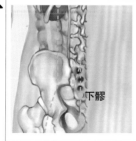

精准定位

在骶区，正对第4骶后孔中。

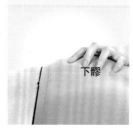

3秒钟取穴

同上髎穴（见84页）的取穴方法，此时小指所指的位置即为下髎穴。

会阳 Huìyáng [BL35]

【功　效】固摄带脉，清热利湿，化瘀止血。

【主　治】泄泻，痢疾，痔疮，便血，阳痿，带下病，阴部汗湿瘙痒。

【按摩法】用中指指腹揉按会阳，以有酸痛感为佳，每次左右各揉按1~3分钟。

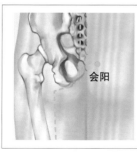

精准定位

在骶区，尾骨端旁开0.5寸。

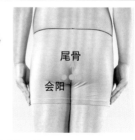

3秒钟取穴

顺着脊柱向下摸到尽头，旁开半个大拇指处即是。

承扶 Chéngfú [BL36]

【功　效】通络止痛，清热利湿，化瘀止血。

【主　治】腰、骶、臀、股部疼痛，下肢瘫痪，坐骨神经痛，痔疮。

【按摩法】用食指、中指、无名指指腹向上按摩承扶，每次左右（或双侧同时）各按摩1~3分钟。

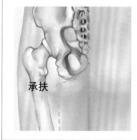

精准定位

在股后区，臀横纹的中点。

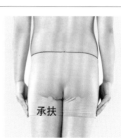

3秒钟取穴

臀下横纹正中点，按压有酸胀感处即是。

殷门 Yīnmén [BL37]

【功　效】除湿散寒，缓急止痛，舒筋活络。

【主　治】腰、骶、臀、股部疼痛，下肢瘫痪。

【按摩法】用手按摩，也可用小木槌等器物敲打殷门，力度适中，每次1~3分钟。

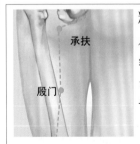

精准定位

在股后区，臀横纹下6寸，股二头肌与半腱肌之间。

3秒钟取穴

承扶穴（见85页），与膝盖后面凹陷中央的腘横纹中点，二者连线，承扶穴下8横指处即是。

浮郄 Fúxì [BL38]

【功　效】温经散寒，宽筋活络，通络止痛。

【主　治】腰、骶、臀、股部疼痛，尿潴留，急性胃肠炎，便秘。

【按摩法】用食指指腹点揉浮郄3~5分钟。

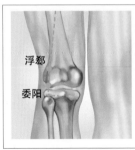

精准定位

在膝后区，腘横纹上1寸，股二头肌腱的内侧缘。

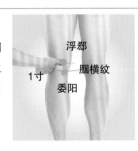

3秒钟取穴

先找到委阳穴（见本页），向上1横指处即是。

委阳 Wěiyáng [BL39]

【功　效】补脾益胃，温经散寒，缓急止痛。

【主　治】小便淋沥，胃炎，膀胱炎，腰背部疼痛。

【按摩法】用大拇指点到委阳上，用力向内揉按，每次左右各1~3分钟。

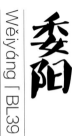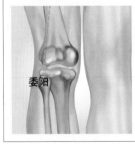

精准定位

在膝部，腘横纹上，当股二头肌腱内侧缘。

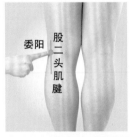

3秒钟取穴

膝盖后面凹陷中央的腘横纹外侧，股二头肌腱内侧即是。

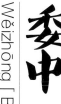

委中 Wěizhōng [BL40]

【功　效】健脾和胃，通络止痛，温肾助阳。

【主　治】胸胁痛，腰背痛，膝关节痛，坐骨神经痛，脚弱无力，皮肤瘙痒，腹痛，吐泻，遗尿。

【按摩法】每天坚持用食指指腹按揉委中，每次1~3分钟。

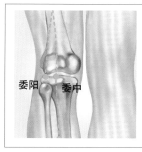

精准定位

在膝后区，腘横纹中点，股二头肌腱与半腱肌肌腱的中点。

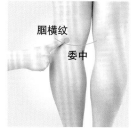

3秒钟取穴

膝盖后面凹陷中央的腘横纹中点即是。

附分 Fùfēn [BL41]

【功　效】补益气血，祛风散邪，缓急止痛。

【主　治】肩背拘急疼痛，颈项强痛，肘臂麻木疼痛，坐骨神经痛，肺炎，感冒。

【按摩法】经常用按摩槌通过敲打的方式刺激附分，每次1~3分钟。

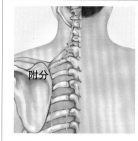

精准定位

在胸区，第2胸椎棘突下，后正中线旁开3寸。

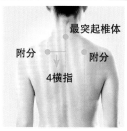

3秒钟取穴

低头屈颈，颈背交界处椎骨高突向下推2个椎体，下缘旁开4横指处即是。

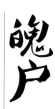

魄户 Pòhù [BL42]

【功　效】止咳平喘，补虚培元，通络止痛。

【主　治】咳嗽，气喘，支气管炎，肺结核，颈项僵硬，肩背痛。

【按摩法】经常用按摩槌通过敲打的方式刺激魄户，每次1~3分钟。

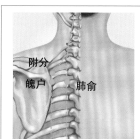

精准定位

在胸区，第3胸椎棘突下，后正中线旁开3寸。

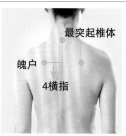

3秒钟取穴

低头屈颈，颈背交界处椎骨高突向下推3个椎体，下缘旁开4横指处即是。

膏肓 Gāohuāng [BL43]

【功　效】补益心肾，止咳平喘，清热凉血，通络止痛。

【主　治】肺结核，咳嗽，气喘，盗汗，健忘，遗精，慢性胃炎。

【按摩法】经常用按摩槌通过敲打的方式刺激膏肓，每次1~3分钟。

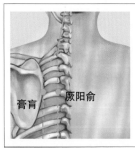

精准定位

在胸区，第4胸椎棘突下，后正中线旁开3寸。

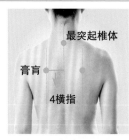

3秒钟取穴

低头屈颈，颈背交界处椎骨高突向下推4个椎体，下缘旁开4横指处即是。

神堂 Shéntáng [BL44]

【功　效】止咳平喘，理气止痛，宁心安神。

【主　治】心痛，心悸，失眠，健忘，肩背痛，哮喘，支气管炎。

【按摩法】经常用按摩槌通过敲打的方式刺激神堂，每次1~3分钟。

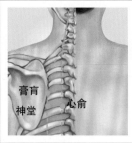

精准定位

在胸区，第5胸椎棘突下，后正中线旁开3寸。

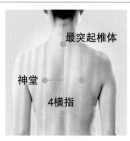

3秒钟取穴

低头屈颈，颈背交界处椎骨高突向下推5个椎体，下缘旁开4横指处即是。

譩譆 Yìxǐ [BL45]

【功　效】止咳平喘，清热除湿，通络止痛。

【主　治】咳嗽，气喘，目眩，目痛，肩背痛，肋间神经痛。

【按摩法】经常用按摩槌通过敲打的方式刺激譩譆，每次1~3分钟。

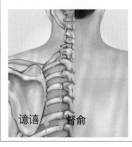

精准定位

在胸区，第6胸椎棘突下，后正中线旁开3寸。

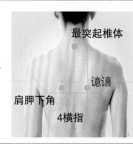

3秒钟取穴

肩胛骨下角水平连线与脊柱相交椎体处，上推1个椎体，正中线旁开4横指处即是。

膈关 Géguān [BL46]

【功 效】和胃降逆，宽胸理气，通络止痛。

【主 治】食欲不振，呕吐，嗳气，胸中噎闷，膈肌痉挛。

【按摩法】经常用按摩槌通过敲打的方式刺激膈关，每次1~3分钟。

精准定位

在胸区，第7胸椎棘突下，后正中线旁开3寸。

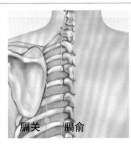

膈关　膈俞

3秒钟取穴

肩胛骨下角水平连线与脊柱相交椎体处，正中线旁开4横指处即是。

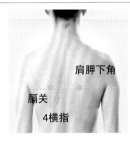

肩胛下角

膈关

4横指

魂门 Húnmén [BL47]

【功 效】疏肝理气，通经活络，降逆止呕。

【主 治】胸胁胀痛，食欲不振，呕吐，肠鸣泄泻，背痛。

【按摩法】经常用按摩槌通过敲打的方式刺激魂门，每次1~3分钟。

精准定位

在胸区，第9胸椎棘突下，后正中线旁开3寸。

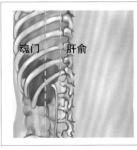

魂门　肝俞

3秒钟取穴

肩胛骨下角水平连线与脊柱相交椎体处，下推2个椎体，正中线旁开4横指处。

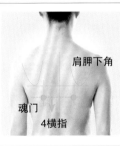

肩胛下角

魂门

4横指

阳纲 Yánggāng [BL48]

【功 效】清热利湿，缓急止痛，滋补肝肾。

【主 治】泄泻，黄疸，腹痛，肠鸣，消渴，小便赤涩。

【按摩法】经常用按摩槌通过敲打的方式刺激阳纲，每次1~3分钟。

精准定位

在胸区，第10胸椎棘突下，后正中线旁开3寸。

阳纲　胆俞

3秒钟取穴

肩胛骨下角水平连线与脊柱相交椎体处，往下推3个椎体，正中线旁开4横指处。

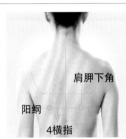

肩胛下角

阳纲

4横指

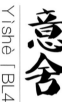

意舍 Yìshè [BL49]

【功　效】健脾和胃，降逆止呕，利胆化湿。

【主　治】腹胀，背痛，食欲不振，泄泻，呕吐，糖尿病。

【按摩法】经常用按摩槌通过敲打的方式刺激意舍，每次1~3分钟。

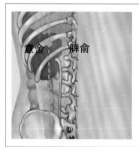

精准定位

在胸区，第11胸椎棘突下，后正中线旁开3寸。

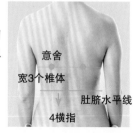

3秒钟取穴

肚脐水平线与脊柱相交椎体处，往上推3个椎体，正中线旁开4横指处即是。

胃仓 Wèicāng [BL50]

【功　效】健脾消食，理气止痛，利水消肿。

【主　治】胃痛，小儿食积，腹胀，水肿，背痛，便秘。

【按摩法】经常用按摩槌通过敲打的方式刺激胃仓，每次1~3分钟。

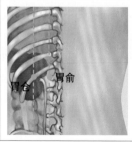

精准定位

在胸区，第12胸椎棘突下，后正中线旁开3寸。

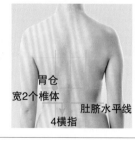

3秒钟取穴

肚脐水平线与脊柱相交椎体处，往上推2个椎体，正中线旁开4横指处即是。

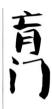

肓门 Huāngmén [BL51]

【功　效】清热导滞，行气止痛，解郁散结。

【主　治】乳腺炎，胃炎，上腹痛，便秘，腰肌劳损。

【按摩法】用中指指腹揉按肓门，每次3~5分钟。

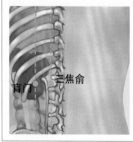

精准定位

在腰区，第1腰椎棘突下，后正中线旁开3寸。

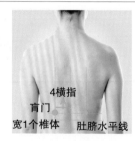

3秒钟取穴

肚脐水平线与脊柱相交椎体处，往上推1个椎体，正中线旁开4横指处即是。

志室 Zhìshì [BL52]

【功　效】温肾助阳，利水消肿，强壮腰膝。

【主　治】遗精，阳痿，阴痛水肿，小便不利，腰脊强痛。

【按摩法】经常用中指指腹揉按志室，每次1~3分钟。

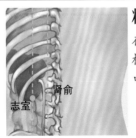

精准定位

在腰区，第2腰椎棘突下，后正中线旁开3寸。

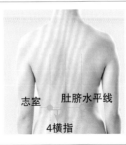

3秒钟取穴

肚脐水平线与脊柱相交椎体处，正中线旁开4横指处即是。

胞肓 Bāohuāng [BL53]

【功　效】温运脾阳，补肾强腰，利水消肿。

【主　治】小便不利，膀胱炎，腰脊痛，便秘。

【按摩法】经常用中指指腹揉按胞肓，每次1~3分钟。

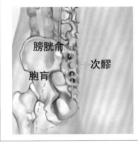

精准定位

在骶区，横平第2骶后孔，骶正中嵴旁开3寸。

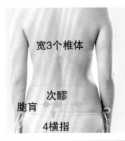

3秒钟取穴

先取次髎穴（见84页），与其同水平，后正中线旁开4横指处即是。

秩边 Zhìbiān [BL54]

【功　效】温经散寒，缓急止痛，清热利湿。

【主　治】腰骶痛，下肢痿痹，痔疮，二便不利。

【按摩法】经常用中指指腹按揉秩边，每次1~3分钟。

精准定位

在骶区，横平第4骶后孔，骶正中嵴旁开3寸。

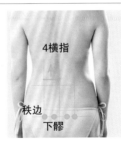

3秒钟取穴

先取下髎穴（见85页），与其同水平，后正中线旁开4横指处即是。

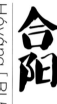

合阳

【功　效】舒筋活络，温经散寒，补虚调经，强健腰膝。

【主　治】腰脊痛，下肢酸痛，前列腺炎，崩漏，子宫出血，白带过多。

【按摩法】经常用拇指指腹揉按合阳，每次1~3分钟。

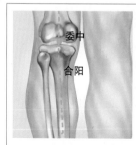

精准定位

在小腿后区，腘横纹下2寸，腓肠肌内、外侧头之间。

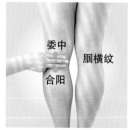

3秒钟取穴

膝盖后面凹陷中央的腘横纹中点直下3横指处即是。

承筋

【功　效】清热除湿，化瘀止血，强健腰膝。

【主　治】腰痛，小腿痛，腿抽筋，腰脊拘急，便秘，痔疮。

【按摩法】用手轻握小腿侧部，拇指在小腿后，四指在腿侧，以拇指指腹揉按承筋，每次左右各揉按1~3分钟。

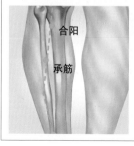

精准定位

在小腿后区，腘横纹下5寸，腓肠肌两肌腹之间。

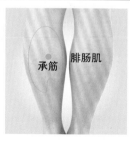

3秒钟取穴

小腿用力，后面肌肉明显隆起，中央按压有酸胀感处即是。

承山

【功　效】健脾理气，化瘀止血，温经散寒。

【主　治】痔疮，腰背疼，腿抽筋，坐骨神经痛，小儿惊风。

【按摩法】常用拇指指腹按摩承山，每次3~5分钟。

精准定位

在小腿后区，腓肠肌两肌腹与肌腱交角处。

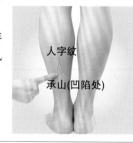

3秒钟取穴

直立，小腿用力，在小腿的后面正中可见一人字纹，其上尖角凹陷处即是。

飞扬 Fēiyáng [BL58]

【功　效】镇肝息风，舒筋活络，温经散寒，化瘀止血。

【主　治】腰腿痛，小腿酸痛，头痛，肾炎，脚气。

【按摩法】用食指、中指指腹揉按飞扬，每次1~3分钟。

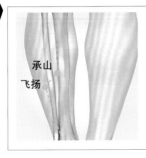

精准定位

在小腿后区，昆仑穴（BL60）直上7寸，腓肠肌外下缘与跟腱移行处。

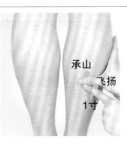

3秒钟取穴

依上法找到承山穴（见92页），再往下方外侧1横指处即是。

跗阳 Fūyáng [BL59]

【功　效】温经散寒，通络消肿，疏肝理气。

【主　治】腰、骶、髋、股后外疼痛，头痛。

【按摩法】经常用拇指指节刮按跗阳，每次1~3分钟。

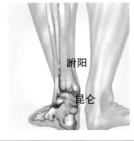

精准定位

在小腿后区，昆仑穴（BL60）直上3寸，腓骨与跟腱之间。

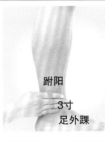

3秒钟取穴

平足外踝后方，向上4横指，按压有酸胀感处即是。

昆仑 Kūnlún [BL60]

【功　效】舒筋活络，清热凉血，醒神定志，疏肝理气。

【主　治】头痛，腰骶疼痛，外踝部红肿，足部生疮，甲状腺肿大。

【按摩法】拇指弯曲，用指节由上向下轻轻刮按昆仑，每次1~3分钟。

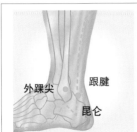

精准定位

在踝区，外踝尖与跟腱之间的凹陷中。

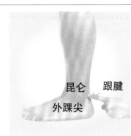

3秒钟取穴

正坐垂足着地，外踝尖与跟腱之间凹陷处即是。

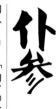

Púcǎn [BL61]

仆参

【功　效】温经散寒，利水消肿，舒筋活络。

【主　治】膝关节炎，足跟痛，脚气，晕厥，癫痫。

【按摩法】经常用拇指指腹揉按仆参，每次1~3分钟。

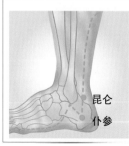

精准定位

在跟区，昆仑穴（BL60）直下，跟骨外侧，赤白肉际处。

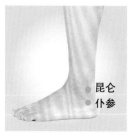

3秒钟取穴

先找到昆仑穴（见93页），垂直向下量1横指处即是。

Shēnmài [BL62]

申脉

【功　效】安神定志，清肝泄热，通经活络。

【主　治】失眠，癫痫，中风不省人事，半身不遂，偏、正头痛，眩晕，关节炎。

【按摩法】每天用食指指腹揉按申脉1~3分钟。

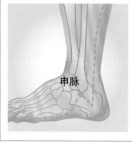

精准定位

在踝区，外踝尖直下，外踝下缘与跟骨之间凹陷中。

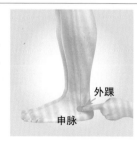

3秒钟取穴

正坐垂足着地，外踝垂直向下可触及一凹陷，按压有酸胀感处即是。

Jīnmén [BL63]

金门

【功　效】温经散寒，缓急止痛，镇惊息风。

【主　治】足部扭伤，晕厥，小儿惊风，牙痛，偏头痛。

【按摩法】常用拇指指腹揉按金门，每次1~3分钟。

精准定位

在足背，外踝前缘直下，第5跖骨粗隆后方，骰骨下缘凹陷中。

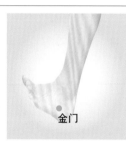

3秒钟取穴

正坐垂足着地，脚趾上翘可见一骨头凸起，外侧凹陷处即是。

京骨 Jīnggǔ [BL64]

【功　效】涤痰息风，清肝明目，通络止痛。

【主　治】头痛，眩晕，膝痛不可屈伸，鼻塞，小儿惊风。

【按摩法】用拇指指尖轻轻掐揉京骨，以有痛感为宜。

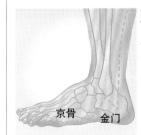

精准定位

在跖区，第5跖骨粗隆前下方，赤白肉际处。

京骨　金门

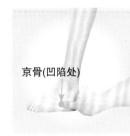

3秒钟取穴

沿小趾长骨往后推，可摸到一凸起，下方皮肤颜色深浅交界处即是。

京骨(凹陷处)

束骨 Shùgǔ [BL65]

【功　效】理气解郁，温经散寒，缓急止痛。

【主　治】头痛，目赤，耳聋，痔疮，下肢后侧痛。

【按摩法】把8根牙签用皮筋捆在一起点刺束骨，每次100下，每天3次。

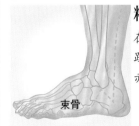

精准定位

在跖区，第5跖趾关节的近端，赤白肉际处。

束骨

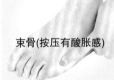

3秒钟取穴

沿小趾向上摸，摸到小趾与足部相连接的关节，关节后方皮肤颜色交界处即是。

束骨(按压有酸胀感)

足通谷

【功　效】清热止血，醒脑定志，缓急止痛。

【主　治】头痛，头重，目眩，鼻塞，颈项痛。

【按摩法】经常用拇指指腹揉按足通谷，每次1~3分钟。

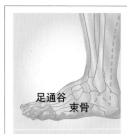

精准定位

在足趾，第5跖趾关节的远端，赤白肉际处。

足通谷
束骨

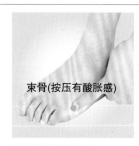

3秒钟取穴

沿小趾向上摸，摸到小趾与足部相连接的关节，关节前方皮肤颜色交界处即是。

束骨(按压有酸胀感)

至阴

【功　效】清热疏风，理气调血，正胎催产。

【主　治】头痛，鼻塞，腰腿痛，遗精，胎位不正，难产。

【按摩法】经常用拇指指腹揉按至阴，每次1~3分钟。

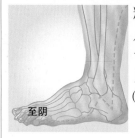

精准定位

在足趾，小趾末节外侧，趾甲根角侧旁开0.1寸（指寸）。

至阴

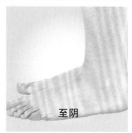

3秒钟取穴

足小趾外侧，趾甲外侧缘与下缘各作一垂线交点处即是。

至阴

第九章 足少阴肾经

足少阴肾经，起于足小趾之下，斜向足心（涌泉穴），出于舟骨粗隆下，沿内踝后，进入足跟，再向上行于腿肚内侧，出腘窝的内侧，向上行股内后缘，通向脊柱（长强穴），属于肾脏，联络膀胱。

其直行主干从肾向上通过肝和横膈膜，进入肺中，沿喉咙向上，夹舌根部。其支脉，从肺出，联络心，流注于胸中。

【主治病候】妇科病，前阴病，肾、肺、咽喉病及经脉循行部位的其他病症。如咳血，气喘，舌干，咽喉肿痛，水肿，大便秘结，泄泻，腰痛，脊股内后侧痛，萎软无力，足心热等病症。

经穴歌诀

少阴经穴二十七，涌泉然谷与太溪，
大钟水泉与照海，复溜交信筑宾派，
阴谷膝内辅骨后，以上从足至膝求，
横骨大赫连气穴，四满中注肓俞脐，
商曲石关阴都密，通谷幽门一寸取，
步廊神封膺灵墟，神藏彧中俞府毕。

足少阴肾经一侧27个穴位，左右共54个穴位，其中10个分布于下肢，17个位于胸腹部。首穴涌泉，末穴俞府。联系的脏腑和器官有肾、肝、肺、心、膀胱、舌、喉，所以能够治疗这些脏器和器官所在部位的疾病。

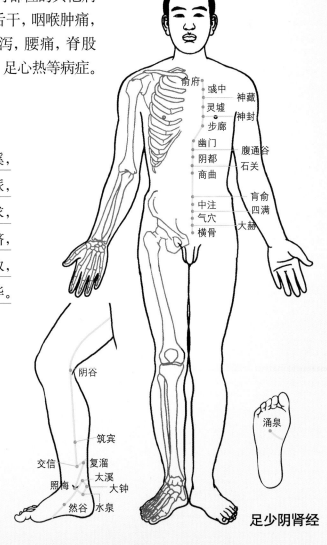

足少阴肾经

涌泉 Yǒngquán [KI1]

【功　效】补脾益肾，镇惊息风，疏肝理气。

【主　治】癫痫，头痛，头晕，咳嗽，咽喉肿痛，足心热，失眠，子宫下垂，低血压。

【按摩法】先用热水洗脚，擦干后，用拇指或中指螺纹面在涌泉上揉动。

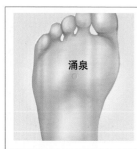

精准定位

在足底，屈足蜷趾时足心最凹陷处。

涌泉

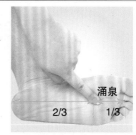

3秒钟取穴

蜷足，足底前1/3处可见有一凹陷处，按压有酸痛感处即是。

涌泉
2/3　　1/3

然谷 Rángǔ [KI2]

【功　效】调补肝肾，固摄带脉，凉血止痉，祛风除湿。

【主　治】咽喉疼痛，心ृ如针刺，咳血，遗精，阳痿，月经不调，胸胁胀满。

【按摩法】常用拇指指腹揉按然谷，每次1~3分钟。

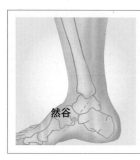

精准定位

在足内侧，足舟骨粗隆下方，赤白肉际处。

然谷

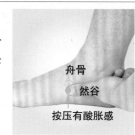

3秒钟取穴

坐位垂足，内踝前下方明显骨性标志——舟骨，前下方凹陷处即是。

舟骨
然谷
按压有酸胀感

太溪 Tàixī [KI3]

【功　效】清肝息风，温肾助阳，理气平喘，养心安神。

【主　治】遗精，阳痿，月经不调，不孕，失眠，慢性咽炎，耳鸣，哮喘，足跟痛，腰痛，心脏病。

【按摩法】每晚睡前用食指指腹揉按太溪3~5分钟。

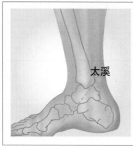

精准定位

在踝区，内踝尖与跟腱之间的凹陷中。

太溪

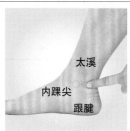

3秒钟取穴

坐位垂足，由足内踝向后推至与跟腱之间凹陷处即是。

太溪
内踝尖
跟腱

大钟

【功　效】润补肝肾，清热凉血，醒脑开窍，通络止痛。

【主　治】咽喉肿痛，腰脊强痛，舌干，呕吐，胸胀，哮喘，便秘，尿潴留，精神病，痴呆。

【按摩法】常用拇指指腹揉按大钟，每次1~3分钟。

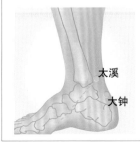

精准定位

在跟区，内踝后下方，跟骨上缘，跟腱附着部前缘凹陷中。

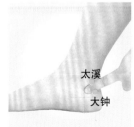

3秒钟取穴

先找到太溪穴（见98页），向下半横指，再向后平推至凹陷处即是。

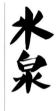

水泉

【功　效】调补肝肾，温经散寒，理气止痛。

【主　治】小便不利，痛经，闭经，子宫脱垂，腹痛，足跟痛。

【按摩法】经常用手指或指关节按揉水泉，每次1~3分钟。

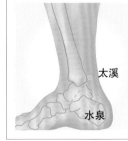

精准定位

在跟区，太溪穴（KI3）直下1寸，跟骨结节内侧凹陷中。

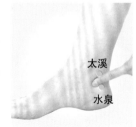

3秒钟取穴

先找到太溪穴（见98页），直下1横指，按压有酸胀感处即是。

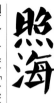

照海

【功　效】清热利咽，温经散寒，养心安神。

【主　治】咽喉肿痛，气喘，便秘，月经不调，痛经，遗精，肾虚失眠。

【按摩法】经常用拇指指腹轻轻向下揉按照海，每次1~3分钟。

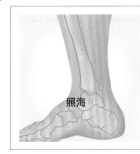

精准定位

在踝区，内踝尖下1寸，内踝下缘边际凹陷中。

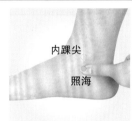

3秒钟取穴

坐位垂足，由内踝尖垂直向下推，至下缘凹陷处，按压有酸痛感处即是。

复溜 Fùliū [KI7]

【功　效】利湿除热，滋养肝肾，活络止痛。

【主　治】水肿，腹胀，腰脊强痛，盗汗，身热无汗，自汗。

【按摩法】用拇指指腹由下往上推按复溜，每次1~3分钟。

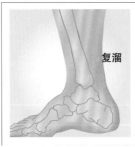

精准定位

在小腿内侧，内踝尖上2寸，跟腱的前缘。

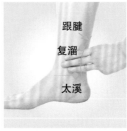

3秒钟取穴

先找到太溪穴（见98页），直上3横指，跟腱前缘处，按压有酸胀感处即是。

交信 Jiāoxìn [KI8]

【功　效】补脾益肾，清热利湿，温阳通便，消肿止痛。

【主　治】月经不调，子宫脱垂，尿潴留，大便难，痢疾。

【按摩法】弯曲拇指，指腹垂直揉按交信，有轻微酸胀感为宜。每次左右各揉按1~3分钟，先左后右。

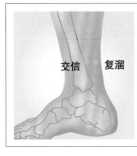

精准定位

在小腿内侧，内踝尖上2寸，胫骨内侧缘后际陷中。

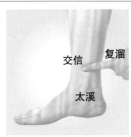

3秒钟取穴

先找到太溪穴（见98页），直上3横指，再前推至胫骨后凹陷处即是。

筑宾 Zhùbīn [KI9]

【功　效】豁痰息风，降逆止呕，缓急止痛。

【主　治】腿软无力，小腿内侧痛，肾炎，膀胱炎，腓肠肌痉挛。

【按摩法】用食指指腹揉按筑宾，力度适中，至不适消失，每次1~3分钟。

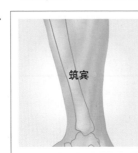

精准定位

在小腿内侧，太溪穴（KI3）直上5寸，比目鱼肌与跟腱之间。

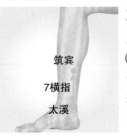

3秒钟取穴

先找到太溪穴（见98页），直上量7横指，按压有酸胀感处即是。

阴谷

【功　效】补益肝肾，温经散寒，醒脑定志。

【主　治】膝痛不得屈伸，膝关节炎，小便难，遗精，阳痿，阴囊湿痒，月经不调。

【按摩法】用食指指腹揉按阴谷，力度适中，每次揉按 1~3 分钟。

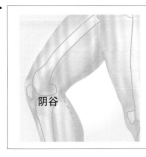

精准定位

在膝后区，腘横纹上，半腱肌肌腱外侧缘。

阴谷

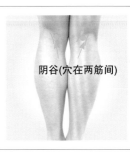

阴谷(穴在两筋间)

3秒钟取穴

微屈膝，在腘窝横纹内侧可触及两条筋，两筋之间凹陷处即是。

横骨

【功　效】滋精固涩，温经散寒，补益心肾。

【主　治】腹胀，腹痛，小便不通，外生殖器肿痛，遗精，月经不调，盆腔炎，泄泻，便秘。

【按摩法】经常用中指指腹按揉横骨，每次 1~3 分钟。

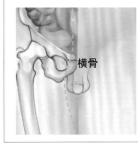

横骨

精准定位

在下腹部，脐中下 5 寸，前正中线旁开0.5寸。

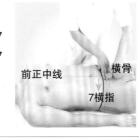

前正中线　　横骨

7横指

3秒钟取穴

仰卧，摸到耻骨联合的上缘，再旁开半横指处即是。

大赫

【功　效】调补肝肾，温经散寒，健脾利湿。

【主　治】遗精，早泄，月经不调，子宫脱垂，盆腔炎。

【按摩法】用拇指指腹从上向下推摩大赫，每次 3~5 分钟。

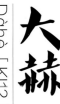

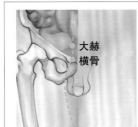

大赫
横骨

精准定位

在下腹部，脐中下 4 寸，前正中线旁开0.5寸。

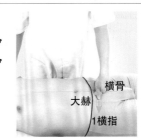

横骨

大赫

1横指

3秒钟取穴

仰卧，依上法找到横骨穴（见本页），向上1横指处即是。

气穴 Qìxué [KI13]

【功　效】调补肝肾，温经散寒，健脾利湿。

【主　治】月经不调，痛经，不孕症，小便不通，遗精，阳痿，腹泻。

【按摩法】用拇指指腹从上向下推摩气穴，每次 3~5 分钟。

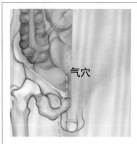

精准定位

在下腹部，脐中下 3 寸，前正中线旁开0.5寸。

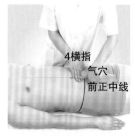

3秒钟取穴

仰卧，肚脐下 4 横指处，再旁开半横指处即是。

四满 Sìmǎn [KI14]

【功　效】健脾利湿，温经散寒，缓急止痛。

【主　治】月经不调，痛经，不孕症，遗尿，遗精，水肿，小腹痛，便秘，肠炎，痢疾。

【按摩法】经常用中指指腹按揉四满，每次 1~3 分钟。

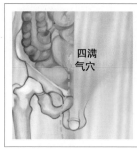

精准定位

在下腹部，脐中下 2 寸，前正中线旁开0.5寸。

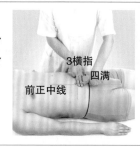

3秒钟取穴

仰卧，肚脐下 3 横指处，再旁开半横指处即是。

中注 Zhōngzhù [KI15]

【功　效】补脾益肾，温经散寒，缓急止痛。

【主　治】腹胀，呕吐，泄泻，痢疾，月经不调，腰腹疼痛。

【按摩法】经常用中指指腹按揉中注，每次 1~3 分钟。

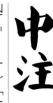
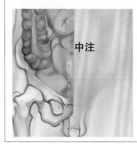

精准定位

在下腹部，脐中下 1 寸，前正中线旁开0.5寸。

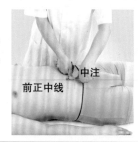

3秒钟取穴

仰卧，肚脐下 1 横指处，再旁开半横指处即是。

肓俞 Huāngshù [KI16]

【功　效】温经散寒，理气止痛，和胃止呕。

【主　治】腹痛绕脐，腹胀，呕吐，泄泻，痢疾，便秘。

【按摩法】用拇指指腹从上向下推摩肓俞，每次 3~5 分钟。

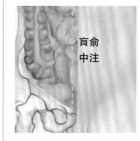

精准定位

在腹中部，脐中旁开0.5寸。

肓俞
中注

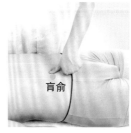

3秒钟取穴

仰卧，肚脐旁开半横指处即是。

肓俞

商曲 Shāngqū [KI17]

【功　效】温经散寒，理气止痛，健脾益气。

【主　治】腹痛绕脐，腹胀，呕吐，泄泻，痢疾，肠炎，便秘。

【按摩法】每天用中指指腹按揉商曲 1~3 分钟，长期坚持。

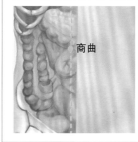

精准定位

在上腹部，脐中上 2 寸，前正中线旁开0.5寸。

商曲

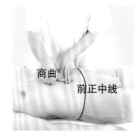

3秒钟取穴

仰卧，肚脐上 3 横指处，再旁开半横指处即是。

商曲
前正中线

石关 Shíguān [KI18]

【功　效】降逆止呕，温经散寒，温肾助阳。

【主　治】月经不调，恶露，胃痉挛，便秘，肠炎。

【按摩法】用两手中指指腹相互叠加，用力按压石关，以有酸胀感为宜。每次揉按 3~5 分钟。

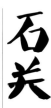

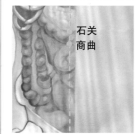

精准定位

在上腹部，脐中上 3 寸，前正中线旁开0.5寸。

石关
商曲

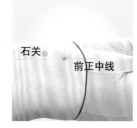

3秒钟取穴

仰卧，肚脐上 4 横指处，再旁开半横指处即是。

石关
前正中线

阴都 Yīndū [KI19]

【功　效】温肾助阳，温经散寒，健脾益气。

【主　治】腹胀，肠鸣，腹痛，哮喘，便秘，不孕症。

【按摩法】用拇指指腹从上向下推摩阴都，每次 3~5 分钟。

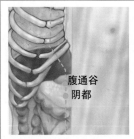

精准定位

在上腹部，脐中上 4 寸，前正中线旁开 0.5 寸。

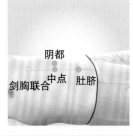

3秒钟取穴

仰卧，剑胸联合与肚脐连线中点，再旁开半横指处即是。

腹通谷 Fùtōnggǔ [KI20]

【功　效】温经散寒，理气止痛，和胃止呕。

【主　治】腹痛，腹胀，呕吐，胸痛，心痛，心悸，急、慢性胃炎。

【按摩法】用双手手掌摩腹通谷，每次 3~5 分钟。

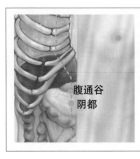

精准定位

在上腹部，脐中上 5 寸，前正中线旁开 0.5 寸。

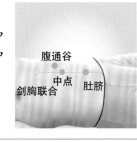

3秒钟取穴

仰卧，剑胸联合与肚脐连线中点，直上 1 横指，再旁开半横指处即是。

幽门 Yōumén [KI21]

【功　效】温经散寒，理气止痛，温阳固涩。

【主　治】腹痛，妊娠呕吐，胃痛，胃溃疡，乳腺炎，泄泻，痢疾。

【按摩法】用食、中二指推按幽门，每次 1~3 分钟。

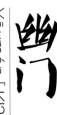
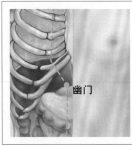

精准定位

在上腹部，脐中上 6 寸，前正中线旁开 0.5 寸。

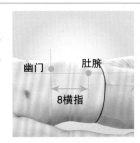

3秒钟取穴

仰卧，肚脐上 8 横指，再旁开半横指处即是。

步廊 Bùláng [KI22]

【功　效】止咳平喘，宽胸理气，清热解毒。

【主　治】咳嗽，哮喘，胸痛，鼻塞，急、慢性胃炎，肋间神经炎，胸膜炎。

【按摩法】用食、中二指推按步廊，每次1~3分钟。

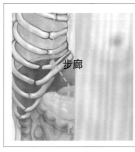

精准定位

在胸部，第5肋间隙，前正中线旁开2寸。

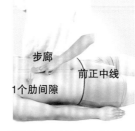

3秒钟取穴

仰卧，自乳头向下摸1个肋间隙，由该肋间隙中向前正中线旁开3横指处即是。

神封 Shénfēng [KI23]

【功　效】止咳平喘，疏肝理气，化积消滞。

【主　治】咳嗽，哮喘，呕吐，胸痛，乳腺炎，肋间神经痛，胸膜炎。

【按摩法】用中指指腹揉按神封，每次3~5分钟。

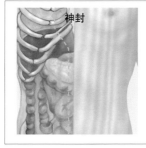

精准定位

在胸部，第4肋间隙，前正中线旁开2寸。

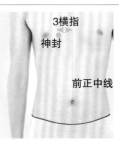

3秒钟取穴

平乳头的肋间隙中，由前正中线旁开3横指处即是。

灵墟 Língxū [KI24]

【功　效】疏风止咳，祛痰平喘，消肿散结。

【主　治】咳嗽，哮喘，胸痛，乳痛，肋间神经痛，胸膜炎。

【按摩法】用中指指腹揉按灵墟，每次3~5分钟。

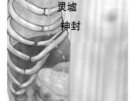

精准定位

在胸部，第3肋间隙，前正中线旁开2寸。

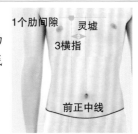

3秒钟取穴

自乳头垂直向上推1个肋间隙，该肋间隙中，由前正中线旁开3横指处。

神藏 Shéncáng [KI25]

【功　效】止咳平喘，理气止痛，健脾和胃。

【主　治】咳嗽，哮喘，胸痛，支气管炎，呕吐，肋间神经痛，胸膜炎。

【按摩法】用中指指腹揉按神藏，每次3~5分钟。

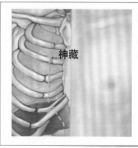

精准定位

在胸部，第2肋间隙，前正中线旁开2寸。

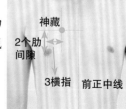

3秒钟取穴

自乳头垂直向上推2个肋间隙，由该肋间隙中，向前正中线旁开3横指处即是。

彧中 Yùzhōng [KI26]

【功　效】止咳平喘，理气除满，健脾开胃。

【主　治】咳嗽，哮喘，胸胁胀满，食欲不振，肋间神经痛，胸膜炎。

【按摩法】用中指指腹揉按彧中，每次3~5分钟。

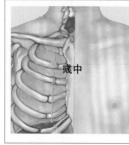

精准定位

在胸部，第1肋间隙，前正中线旁开2寸。

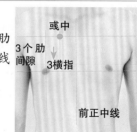

3秒钟取穴

自乳头垂直向上推3个肋间隙，由该肋间隙中，向前正中线旁开3横指处即是。

俞府 Shūfǔ [KI27]

【功　效】止咳平喘，理气止痛，健脾和胃。

【主　治】咳嗽，哮喘，呕吐，胸胁胀满，食欲不振，肋间神经痛，胸膜炎。

【按摩法】用中指指腹揉按俞府，每次3~5分钟。

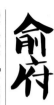

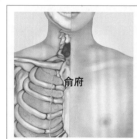

精准定位

在胸部，锁骨下缘，前正中线旁开2寸。

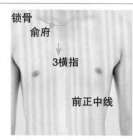

3秒钟取穴

锁骨下可触及一凹陷，在此凹陷中，前正中线旁开3横指处即是。

第十章 手厥阴心包经

手厥阴心包经，起于胸胁部，出于心包，向下通过横膈膜，与三焦联系。其中胸部支脉，沿着胸中，出于胁部，向上走至腋窝中，并沿上臂内侧，向下行于肺经与心经之间，经过肘窝后，一直沿着前臂、手掌直达中指指端（中冲穴）。另一小支脉则从掌中分出，于无名指指端与三焦经相接。

【主治病候】心、胸、胃、神志病以及经脉循行部位的其他病症。如心痛，胸闷，心悸，心烦，癫狂，腋肿，肘臂挛急等症。

经穴歌诀

九穴心包手厥阴，

天池天泉曲泽深，

郄门间使内关对，

大陵劳宫中冲寻。

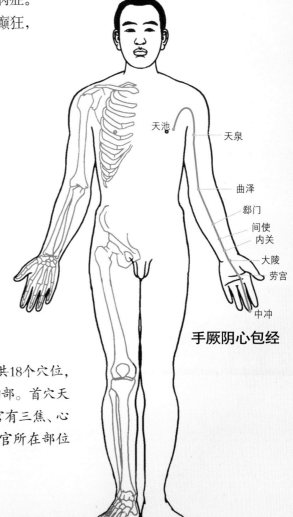

天池　天泉
曲泽　郄门
间使　内关
大陵　劳宫
中冲

手厥阴心包经

手厥阴心包经一侧9个穴位，左右共18个穴位，其中8个分布于上肢，1个位于胸部。首穴天池，末穴中冲。联系的脏腑和器官有三焦、心包，所以能够治疗这些脏器和器官所在部位的疾病。

天池 Tiānchí [PC1]

【功　效】止咳平喘，疏肝理气，养心安神。

【主　治】咳嗽，哮喘，呕吐，胸痛，胸闷，乳汁分泌不足，乳腺炎。

【按摩法】用中指指腹垂直下压揉按天池，持续3~5分钟为宜。

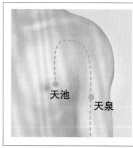

精准定位

在胸部，第4肋间隙，前正中线旁开5寸。

天池　天泉

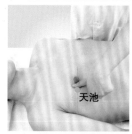

天池

3秒钟取穴

仰卧，自乳头沿水平线向外侧旁开1横指，按压有酸胀感处即是。

天泉 Tiānquán [PC2]

【功　效】宣肺止咳，疏肝理气，通络止痛。

【主　治】心绞痛，咳逆，上臂内侧痛，胸胁胀满，胸背痛。

【按摩法】每天坚持用中指指腹揉天泉，每次1~3分钟。

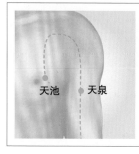

精准定位

在臂前区，腋前纹头下2寸，肱二头肌的长、短头之间。

天池　天泉

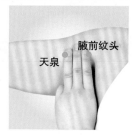

腋前纹头

天泉

3秒钟取穴

伸肘仰掌，腋前纹头直下3横指，在肱二头肌肌腹间隙中，按压有酸胀感处即是。

曲泽 Qūzé [PC3]

【功　效】定悸止惊，通脉止痛，健脾和胃，清热解毒。

【主　治】胃脘痛，呕吐，腹泻，心绞痛，肘臂挛痛不伸，支气管炎，中暑。

【按摩法】用拇指垂直按压曲泽，每次1~3分钟。

精准定位

在肘前区，肘横纹上，肱二头肌肌腱的尺侧缘凹陷中。

曲泽

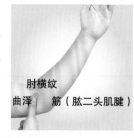

肘横纹

曲泽　筋（肱二头肌肌腱）

3秒钟取穴

肘微弯，肘弯里可摸到一条大筋，其内侧横纹上可触及凹陷处即是。

郄门 Xìmén [PC4]

【功　效】定悸止惊，涤痰开窍，凉血止血。

【主　治】心绞痛，心悸，呕血，鼻塞，乳腺炎。

【按摩法】用右手拇指按定左手郄门，然后左手腕向内转动45°再返回，以每分钟60次的速度重复该动作，按摩1分钟。

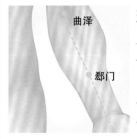

精准定位

在前臂区，腕掌侧远端横纹上5寸，掌长肌腱与桡侧腕屈肌腱之间。

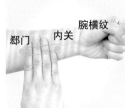

3秒钟取穴

微屈腕握拳，从腕横纹向上3横指，两条索状筋之间是内关穴，再向上4横指处。

间使 Jiānshǐ [PC5]

【功　效】定悸止惊，清热利湿，宽胸和胃。

【主　治】心绞痛，心肌炎，中风，疟疾，月经不调，小儿惊风，感冒，精神病，荨麻疹。

【按摩法】用拇指指腹按压间使，每次1~3分钟。

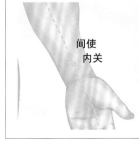

精准定位

在前臂区，腕掌侧远端横纹上3寸，掌长肌腱与桡侧腕屈肌腱之间。

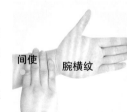

3秒钟取穴

微屈腕握拳，从腕横纹向上4横指，两条索状大筋之间即是。

内关

【功　效】宽胸理气，和胃降逆，养心定神。

【主　治】心痛，心悸，失眠，癫痫，胃脘痛，呕吐，呃逆，哮喘，小儿惊风，低血压，高血压，心脏病。

【按摩法】用左手拇指尖按压右侧内关，按捏10~15分钟，每日2~3次；再用右手按压左侧的内关，反复操作。

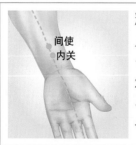

精准定位

在前臂前区，腕掌侧远端横纹上2寸，掌长肌腱与桡侧腕屈肌腱之间。

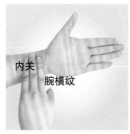

3秒钟取穴

曲肘微握拳，从腕横纹向上3横指，两条索状筋之间即是。

大陵

【功　效】涤痰开窍，和胃降逆，清热凉血。

【主　治】黄疸，食欲不振，手指麻木，高血压，小儿惊风，中风，昏迷。

【按摩法】用拇指指尖垂直掐按大陵，每天早晚两侧穴位各掐按1~3分钟。

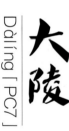

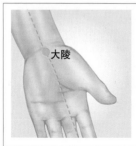

精准定位

在腕前区，腕掌侧远端横纹中，掌长肌腱与桡侧腕屈肌腱之间。

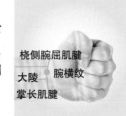

3秒钟取穴

微屈腕握拳，在腕横纹上，两条索状大筋之间即是。

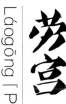

劳宫

【功　效】涤痰开窍，和胃降逆，清热凉血。

【主　治】黄疸，食欲不振，手指麻木，高血压，小儿惊风，中风，昏迷。

【按摩法】用拇指指尖点按或按揉劳宫，左右交替，每次 3~5 分钟。

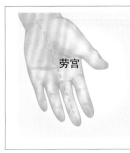

精准定位

在掌区，横平第3掌指关节近端，第2、第3掌骨之间偏于第3掌骨。

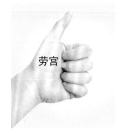

3秒钟取穴

握拳屈指，中指尖所指掌心处，按压有酸痛感处即是。

中冲

【功　效】涤痰开窍，清热消肿，苏厥醒神。

【主　治】心痛，心烦，中风，晕厥，中暑，高血压，耳鸣，耳聋，小儿夜啼，小儿惊风。

【按摩法】用拇指指尖点按或掐中冲，每次 1~3 分钟。

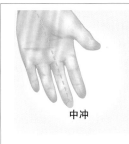

精准定位

在手指，中指末端最高点。

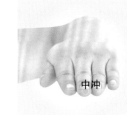

3秒钟取穴

俯掌，在中指尖端的中央取穴。

第十一章 手少阳三焦经

手少阳三焦经，起于无名指尖外端，并向上沿手背循行，经过腕部、手臂及肩膀处，并于肩膀处分为两支脉。其一支脉进入体内胸部，经过心包横膈膜，并联系上焦、中焦及下焦，另一支脉则向上循行于颈的侧部，绕过耳部及面部，最后达于眼眉外侧，与胆经相接。

【主治病候】头、耳、目、胸胁、咽喉病，热病以及经脉循行部位的其他病症。如腹胀，水肿，遗尿，小便不利，耳鸣，耳聋，咽喉肿痛，目赤肿痛，颊肿，耳后、肩臂肘部外侧疼痛等症。

经穴歌诀

三焦经穴二十三，
关冲液门中渚间，
阳池外关支沟正，
会宗三阳四渎长，
天井清冷渊消泺，
臑会肩髎天髎堂，
天牖翳风瘈脉青，
颅息角孙耳门当，
和髎耳前发际边，
丝竹空在眉外藏。

手少阳三焦经一侧 23 个穴位，左右共 46 个穴位，其中 13 个分布于上肢，10 个位于颈部和头部。首穴关冲，末穴丝竹空。联系的脏腑和器官有三焦、心包、耳、目，所以能够治疗这些脏器和器官所在部位的疾病。

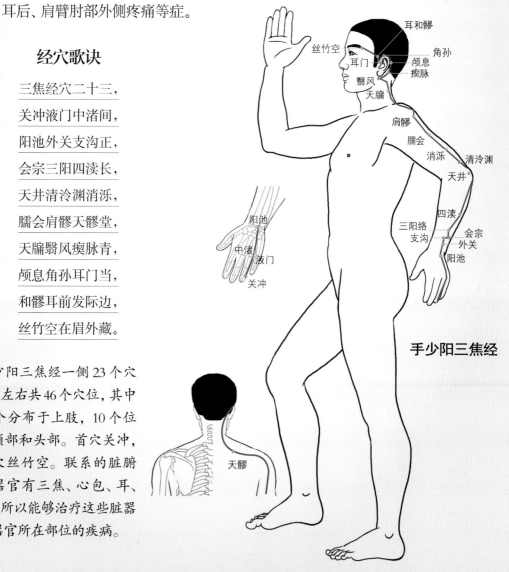

手少阳三焦经

关冲 Guānchōng [TE1]

【功　效】清肝泻火，通络止痛，清泻风热。

【主　治】寒热头痛，偏头痛，耳鸣，耳聋，热病汗不出，咽喉肿痛，视物不明，肘痛

【按摩法】用拇指尖掐按关冲，每次1~3分钟。

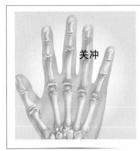

精准定位

在手指，第4指末节尺侧，指甲根角侧旁开0.1寸（指寸）。

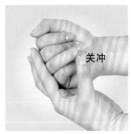

3秒钟取穴

沿无名指指甲底部与侧缘引线的交点处即是。

关冲

液门 Yèmén [TE2]

【功　效】清热利咽，清肝泻火，通络止痛。

【主　治】手背红肿，五指拘挛，腕部无力，前臂疼痛，热病汗不出，寒热头痛，疟疾。

【按摩法】用拇指指腹揉按液门，每次1~3分钟。

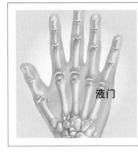

精准定位

在手背，当第4、第5指间，指蹼缘后方赤白肉际凹陷中。

液门

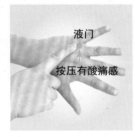

3秒钟取穴

抬臂俯掌，手背部第4、第5指指缝间掌指关节前可触及一凹陷处即是。

液门

按压有酸痛感

中渚 Zhōngzhǔ [TE3]

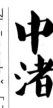

【功　效】通络止痛，清肝泻火，清热利咽。

【主　治】前臂疼痛，热病汗不出，头痛，目眩，耳聋，耳鸣。

【按摩法】每天早晚用拇指指腹按压中渚，每次1~3分钟。

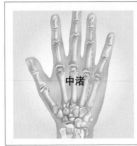

精准定位

在手背，第4、第5掌骨间，第4掌指关节近端凹陷中。

中渚

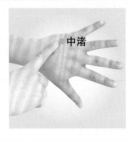

3秒钟取穴

抬臂俯掌，手背部第4、第5指指缝间掌指关节后可触及一凹陷处即是。

中渚

阳池

【功　效】清热消肿，活血通络，养阴生津。

【主　治】腕关节红肿不得屈伸，前臂及肘部疼痛，目赤肿痛，糖尿病。

【按摩法】常互相摩擦两手背，手背生热的同时，阳池穴也会受到刺激。

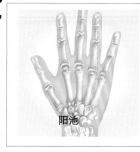

精准定位

在腕后区，腕背侧远端横纹上，指伸肌腱的尺侧缘凹陷中。

阳池

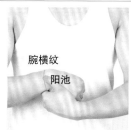

腕横纹

阳池

3秒钟取穴

抬臂垂腕，背面，由第4掌骨向上推至腕关节横纹，可触及凹陷处即是。

外关

【功　效】清热消肿，散瘀止痛，养阴生津。

【主　治】外感热病，头痛，高血压，耳鸣，胸胁痛，肘臂屈伸不利，颈椎病，三叉神经痛。

【按摩法】每天早起后坚持按摩外关1~3分钟。

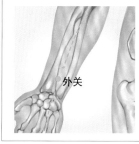

外关

精准定位

在前臂后区，腕背侧远端横纹上2寸，尺骨与桡骨间隙中点。

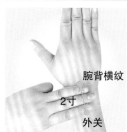

腕背横纹

2寸

外关

3秒钟取穴

抬臂俯掌，掌腕背横纹中点直上3横指，前臂两骨头之间的凹陷处即是。

支沟

【功　效】疏肝理气，活血止痛，养阴生津。

【主　治】耳鸣，耳聋，胸胁痛，便秘，闭经，心绞痛，上肢麻痹。

【按摩法】坚持每天按摩支沟，每次1~3分钟。

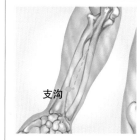

支沟

精准定位

在前臂后区，腕背侧远端横纹上3寸，尺骨与桡骨间隙中点。

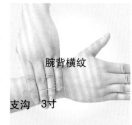

腕背横纹

支沟　3寸

3秒钟取穴

抬臂俯掌，掌腕背横纹中点直上4横指，前臂两骨头之间的凹陷处即是。

会宗 Huìzōng [TE7]

【功　效】清肝泻火，化痰开窍，温通经脉。

【主　治】偏头痛，耳聋，耳鸣，咳喘胸满，上肢肌肉疼痛。

【按摩法】用一手食指指尖垂直向下按揉另一手会宗，左右各揉按1~3分钟。

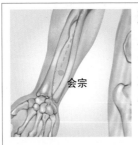

精准定位

在前臂后区，腕背侧远端横纹上3寸，尺骨的桡侧缘。

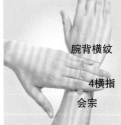

3秒钟取穴

掌腕背横纹中点直上4横指，支沟（见115页）尺侧，尺骨桡侧，大拇指侧按压有酸胀感处。

三阳络 Sānyángluò [TE8]

【功　效】清肝泻火，疏风清热，通络止痛。

【主　治】前臂及肘部酸痛不举，牙痛，脑血管病后遗症。

【按摩法】用拇指指甲垂直下压揉按三阳络3分钟，先按左臂再按右臂。

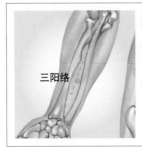

精准定位

在前臂后区，腕背侧远端横纹上4寸，尺骨与桡骨间隙中点。

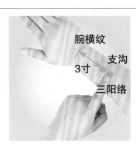

3秒钟取穴

先找到支沟穴（见115页），直上1横指，前臂两骨头之间凹陷处即是。

四渎 Sìdú [TE9]

【功　效】清肝泻火，疏风清热，通络止痛。

【主　治】前臂或肘关节痛，耳聋，耳鸣，头痛，下牙痛，眼疾。

【按摩法】经常对四渎进行点按，每次1~3分钟。

精准定位

在前臂后区，肘尖下5寸，尺骨与桡骨间隙中点。

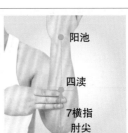

3秒钟取穴

先找到阳池穴（见115页），其与肘尖连线上，肘尖下7横指处即是。

天井 Tiānjǐng [TE10]

【功　效】疏肝散结，清肝泻火，豁痰开窍。

【主　治】前臂及肘部酸痛不举，落枕，偏头痛，咳嗽，眼疾。

【按摩法】一手轻握另一手肘下，弯曲中指以指尖垂直向上按摩天井，有酸胀感为宜，每天早晚各按1次，每次左右各1~3分钟。

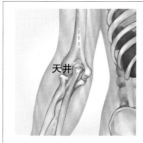

精准定位

在肘后区，肘尖上1寸凹陷中。

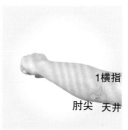

3秒钟取穴

屈肘，肘尖直上1横指的凹陷处即是。

清冷渊 Qīnglíngyuān [TE11]

【功　效】活血化瘀，利胆退黄，通络止痛。

【主　治】前臂及肩背部酸痛不举，头痛，目黄。

【按摩法】经常用中指指腹揉按清冷渊，每次1~3分钟。

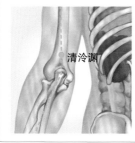

精准定位

在臂后区，肘尖与肩峰角连线上，肘尖上2寸。

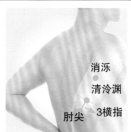

3秒钟取穴

屈肘，肘尖直上3横指凹陷处即是。

消泺 Xiāoluò [TE12]

【功　效】清热泻火，活血化瘀，通络止痛。

【主　治】颈项强急肿痛，臂痛，头痛，头晕，齿痛。

【按摩法】四指并拢，向消泺施加压力，一压一松，持续3~5分钟为宜。

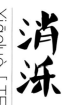

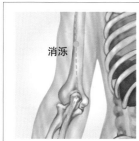

精准定位

在臂后区，肘尖与肩峰角连线上，肘尖上5寸。

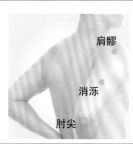

3秒钟取穴

先取肩髎穴（见118页），其与肘尖连线上，肘尖上7横指处即是。

臑会 Nàohuì [TE13]

【功　效】清热泻火，活血化瘀，通络止痛。

【主　治】肩胛肿痛，肩臂酸痛，背痛，甲状腺肿大。

【按摩法】经常拿捏臑会，每次1~3分钟。

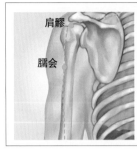

精准定位

在臂后区，肩峰角下3寸，三角肌的后下缘。

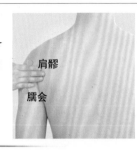

3秒钟取穴

先找到肩髎穴（见本页），其与肘尖连线上，肩髎穴下4横指处即是。

肩髎 Jiānliáo [TE14]

【功　效】清热泻火，活血化瘀，通络止痛。

【主　治】肩臂痛，肩关节周围炎，中风偏瘫，荨麻疹。

【按摩法】经常拿捏肩髎，每次1~3分钟。

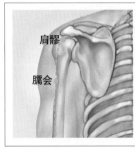

精准定位

在三角肌区，肩峰角与肱骨大结节两骨间凹陷中。

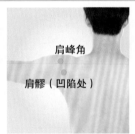

3秒钟取穴

外展上臂，肩膀后下方呈现凹陷处即是。

天髎 Tiānliáo [TE15]

【功　效】疏风通络，活血化瘀，缓急止痛。

【主　治】颈椎病，肩臂痛，颈项僵硬疼痛，胸中烦满。

【按摩法】经常用中指指腹揉按天髎，每次3~5分钟。

精准定位

在肩胛区，肩胛骨上角骨际凹陷中。

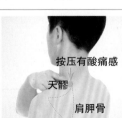

3秒钟取穴

肩胛部，肩胛骨上角，其上方的凹陷处即是。

Tiānyǒu [TE16] 天牖

【功　效】平肝息风，活血化瘀，通络止痛。

【主　治】头痛，头晕，耳鸣，颈项僵硬，目痛，咽喉肿痛。

【按摩法】经常用中指指腹轻轻按摩天牖，每次3~5分钟。

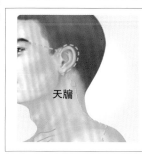

精准定位
在肩胛区，横平下颌角，胸锁乳突肌的后缘凹陷中。

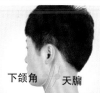

3秒钟取穴
找到下颌角，胸锁乳突肌后缘，平下颌角的凹陷处即是。

Yìfēng [TE17] 翳风

【功　效】清热泻火，疏肝散结，祛风通络。

【主　治】耳鸣，耳聋，中耳炎，口眼歪斜，牙关紧闭，齿痛，颊肿，三叉神经痛。

【按摩法】经常用食指指腹轻轻按摩翳风，每次3~5分钟。

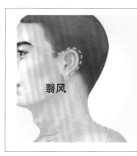

精准定位
在颈部，耳垂后方，乳突下端前方凹陷中。

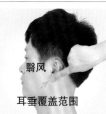

3秒钟取穴
头偏向一侧，将耳垂下压，所覆盖范围中的凹陷处即是。

Chìmài [TE18] 瘛脉

【功　效】镇惊息风，通络止痛，豁痰开窍。

【主　治】头痛，耳聋，耳鸣，近视，小儿惊风，呕吐。

【按摩法】经常用中指指腹轻轻按摩瘛脉，每次3~5分钟。

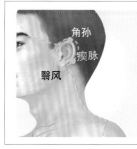

精准定位
在头部，乳突中央，角孙穴至翳风穴沿耳轮弧形连线的上2/3与下1/3交点处。

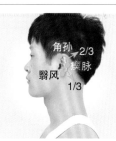

3秒钟取穴
翳风穴（见本页）和角孙穴（见120页）沿耳轮后缘作弧形连线，中、下1/3交点处即是。

颅息 Lúxī [TE19]

【功　效】通络止痛，镇惊息风，豁痰开窍。

【主　治】头痛，耳鸣，耳聋，小儿惊风，呕吐，泄泻，视网膜出血。

【按摩法】经常用中指指腹轻轻按摩颅息，每次3~5分钟。

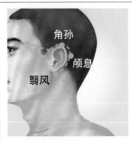

精准定位
在头部，角孙穴至翳风穴沿耳轮弧形连线的上1/3与下2/3交点处即是。

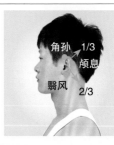

3秒钟取穴
先找到翳风穴（见119页）和角孙穴（见本页），二者之间沿耳轮后缘作弧线连线，上、中1/3交点处即是。

角孙 Jiǎosūn [TE20]

【功　效】清肝泻火，明目消肿，散风止痛。

【主　治】耳部肿痛，目赤肿痛，齿痛，头痛，颈项僵硬。

【按摩法】用拇指指腹揉按角孙，每次揉1~3分钟为宜。

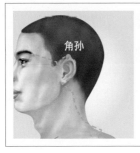

精准定位
在头部，耳尖正对发际处。

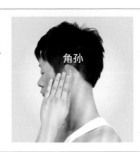

3秒钟取穴
在头部，将耳郭折叠向前，找到耳尖，耳尖直上入发际处即是。

耳门 Ěrmén [TE21]

【功　效】平肝息风，化痰开窍，清热泻火。

【主　治】耳鸣，耳聋，中耳炎，牙痛，下颌关节炎。

【按摩法】经常用中指指腹轻轻按摩耳门，每次3~5分钟。

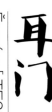
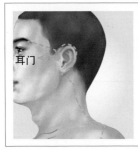

精准定位
在耳区，耳屏上切迹与下颌髁状突之间的凹陷中。

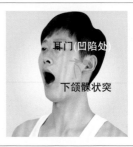

3秒钟取穴
耳屏上缘的前方，张口有凹陷处即是。

耳和髎 Ěrhélíáo [TE22]

【功　效】化痰开窍，祛风通络，清热泻火。

【主　治】牙关紧闭，口眼歪斜，头痛，耳鸣，颌肿。

【按摩法】经常用中指指腹轻轻按摩耳和髎，每次3~5分钟。

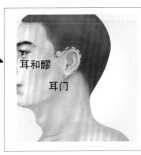

精准定位

在头部，鬓发后缘，耳郭根的前方，颞浅动脉的后缘。

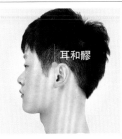

3秒钟取穴

在头侧部，鬓发后缘作垂直线，耳郭根部作水平线，二者交点处即是。

丝竹空 Sīzhúkōng [TE23]

【功　效】清热消肿，散瘀止痛，息风明目。

【主　治】头痛，齿痛，目眩，目赤肿痛，眼睑𥆧动，电光性眼炎，视力模糊，癫痫。

【按摩法】每天早晚用拇指指腹向内揉按丝竹空1~3分钟。

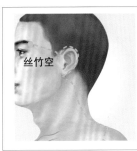

精准定位

在面部，眉梢凹陷中。

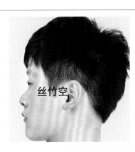

3秒钟取穴

在面部，眉毛外侧缘眉梢凹陷处。

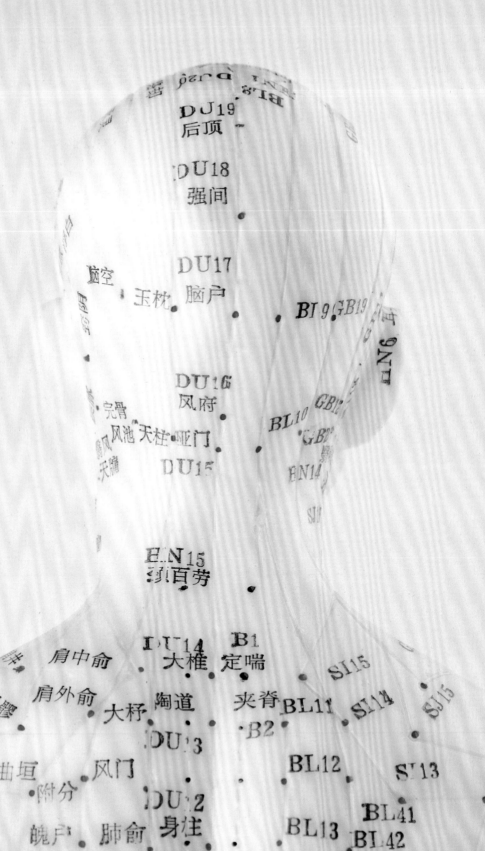

第十二章 足少阳胆经

足少阳胆经，起于眼外角（瞳子髎穴），其经脉主要分为两条路线。其中一条支脉在体外行走，并前后交错循行于头部两侧，绕过耳后方，行至肩部上方，再沿着胸腹的侧部，一直循行至盆骨旁，循着大腿及小腿侧部，再沿着脚面，直达足四趾尖。另一支脉则进入面颊内，通过颈项及胸部，直达于胆，下行出于小腹，与其他支脉联系。

【主治病候】头、目、耳、咽喉病，神志病，热病以及经脉循行部位的其他病症。如口苦，目眩，疟疾，头痛，颔痛，下肢外侧痛，足外侧痛，足外侧发热等症。

经穴歌诀

足少阳起瞳子髎，四十四穴君记牢，
听会上关颔厌集，悬颅悬厘曲鬓分，
率谷天冲浮白次，窍阴完骨本神交，
阳白临泣目窗开，正营承灵脑空怀，
风池肩井与渊腋，辄筋日月京门结，
带脉五枢维道连，居髎环跳风市间，
中渎阳关阳陵泉，阳交外丘光明宜，
阳辅悬钟丘墟外，临泣地五会侠溪，
四趾外端足窍阴，胆经经穴仔细扪。

足少阳胆经本经一侧44个穴（左右两侧共88个穴），其中15个穴分布于下肢的外侧面，29个穴在臀、侧胸、侧头部。首穴瞳子髎，末穴足窍阴。

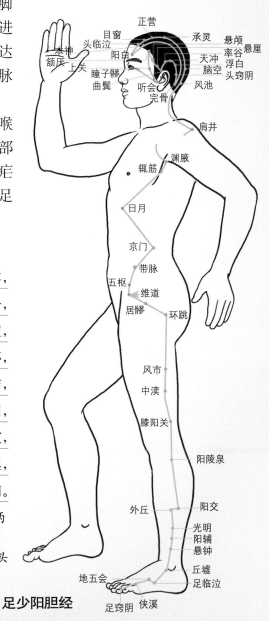

足少阳胆经

瞳子髎 Tóngzǐliáo「GB1」

【功　效】清热消肿，散瘀止痛，祛风明目。

【主　治】头痛眩晕，口眼歪斜，目痛，迎风流泪，视力模糊，三叉神经痛，青少年近视。

【按摩法】用两拇指用力垂直揉按瞳子髎，每天早晚各揉按1次，每次1~3分钟。

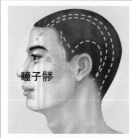

精准定位

在面部，目外眦外侧寸凹陷中。

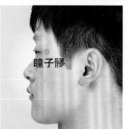

3秒钟取穴

正坐，目外眦旁，眼眶外侧缘处。

听会 Tīnghuì「GB2」

【功　效】开窍聪耳，清热止痛，祛风通络。

【主　治】头痛眩晕，下颌关节炎，口眼歪斜，耳鸣，耳聋。

【按摩法】经常用中指指腹轻轻按摩听会，每次3~5分钟。

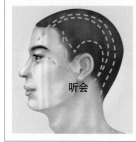

精准定位

在面部，耳屏间切迹与下颌髁状突之间的凹陷中。

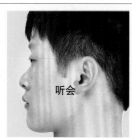

3秒钟取穴

正坐，耳屏下缘前方，张口有凹陷处即是。

上关 Shàngguān「GB3」

【功　效】开窍聪耳，镇肝息风，清热泻火。

【主　治】头痛，眩晕，牙痛，口眼歪斜，耳鸣，耳聋。

【按摩法】经常用中指指腹轻轻按摩上关，每次3~5分钟。

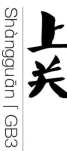

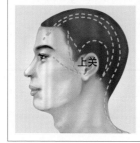

精准定位

在面部，颧弓上缘中央凹陷中。

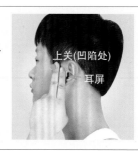

3秒钟取穴

正坐，耳屏往前2横指，耳前颧骨弓上侧凹陷处即是。

上关(凹陷处)

耳屏

颔厌 Hànyàn [GB4]

【功　效】清热开窍，平肝息风，通络止痛。

【主　治】头痛，眩晕，偏头痛，颈项痛，耳鸣，耳聋，癫痫。

【按摩法】经常用中指指腹轻轻按摩颔厌，每次3~5分钟。

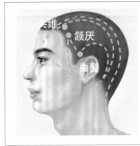

精准定位 头部，从头维穴（ST8）至曲鬓穴（GB7）的弧形连线的上1/4与下3/4的交点处。

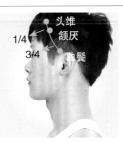

3秒钟取穴 先找到头维穴（见38页）和曲鬓穴（见126页），两穴连线，上1/4处即是。

悬颅 Xuánlú [GB5]

【功　效】清热消肿，豁痰开窍，散瘀止痛。

【主　治】偏头痛，目外眦红肿，鼻炎，牙痛，身热，神经衰弱。

【按摩法】将食指和中指置于悬颅上轻轻揉按，每天早晚各1次，每次1~3分钟。

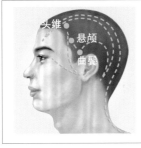

精准定位 在头部，从头维穴（ST8）至曲鬓穴（GB7）的弧形连线的中点处。

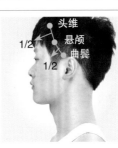

3秒钟取穴 先找到头维穴（见38页）和曲鬓穴（见126页），两穴连线，中点处即是。

悬厘 Xuánlí [GB6]

【功　效】清热消肿，散瘀止痛，镇肝息风。

【主　治】耳鸣，牙痛，头痛，眩晕，食欲不振，三叉神经痛。

【按摩法】用食指和中指置于悬厘上轻轻揉按，每次1~3分钟。

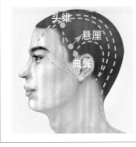

精准定位 在头部，从头维穴（ST8）至曲鬓穴（GB7）的弧形连线的上3/4与下1/4的交点处。

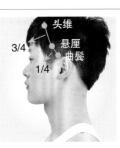

3秒钟取穴 先找到头维穴（见38页）和曲鬓穴（见126页），两穴连线，下1/4处即是。

曲鬓 Qūbìn [GB7]

【功　效】清热止痛，活血通络，化痰开窍。

【主　治】偏头痛，牙痛，口眼歪斜，颈项强痛不得回顾，视网膜出血。

【按摩法】用中指指腹垂直揉按曲鬓，每次1~3分钟。

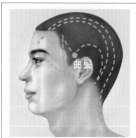

精准定位

在头部，耳前鬓角发际后缘与耳尖水平线的交点处。

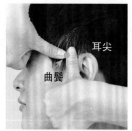

3秒钟取穴

在耳前鬓角发际后缘作垂直线，与耳尖水平线相交处即是。

率谷 Shuàigǔ [GB8]

【功　效】镇肝息风，活血通络，化痰开窍。

【主　治】偏头痛，眩晕，三叉神经痛，小儿惊风，胃寒，呕吐。

【按摩法】用中指指腹垂直揉按率谷，每次1~3分钟。

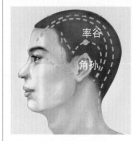

精准定位

在头部，耳尖直上入发际1.5寸。

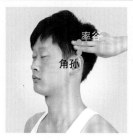

3秒钟取穴

先找到角孙穴（见120页），直上2横指处即是。

天冲 Tiānchōng [GB9]

【功　效】清热消肿，豁痰开窍，祛风止痛。

【主　治】头痛，眩晕，耳鸣，癫痫，呕吐，牙龈肿痛。

【按摩法】用中指指腹垂直揉按天冲，每次1~3分钟。

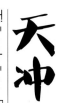

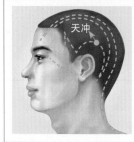

精准定位

在头部，耳根后缘直上，入发际2寸。

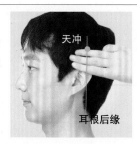

3秒钟取穴

耳根后缘，直上入发际3横指处即是。

Fúbái [GB10] 浮白

【功 效】清肝泻火，理气散结，止痛开窍。

【主 治】头痛，颈项强痛，胸痛，咳逆，耳聋，下肢瘫痪。

【按摩法】用中指指腹每天早晚各揉浮白1~3分钟。

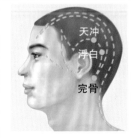

精准定位

在头部，耳后乳突的后上方，天冲穴（GB9）与完骨穴（GB12）弧形连线的上1/3与下2/3交点处。

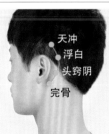

3秒钟取穴

先找到天冲穴（见126页）和完骨穴（见本页），二者弧形连线的上1/3处即是。

Tóuqiàoyīn [GB11] 头窍阴

【功 效】清肝泻火，聪耳开窍，通络止痛。

【主 治】头痛，目痛，癫痫，口眼歪斜，耳鸣，耳聋，齿痛，口苦。

【按摩法】每天早晚各揉按头窍阴1次，每次1~3分钟。

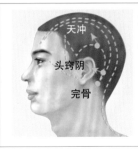

精准定位

在头部，耳后乳突的后上方，天冲穴与完骨穴弧形连线的上2/3与下1/3交点处。

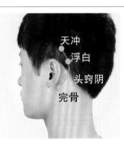

3秒钟取穴

先找到天冲穴（见126页）和完骨穴（见本页），二者弧形连线的下1/3处即是。

Wángǔ [GB12] 完骨

【功 效】祛风通络，祛邪宁神，平肝息风。

【主 治】头痛，耳鸣，耳聋，失眠，失语症，腮腺炎。

【按摩法】每天用拇指指腹揉按完骨，每次1~3分钟。

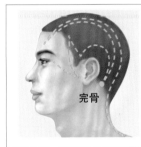

精准定位

在头部，耳后乳突的后下方凹陷中。

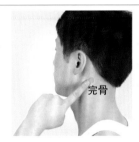

3秒钟取穴

耳后下方，可摸到一明显突起，其后下方凹陷处即是。

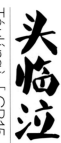

本神 Běnshén [GB13]

【功　效】平肝息风，化痰开窍，安神止痛。

【主　治】头痛，眩晕，颈项强急，癫痫，中风，小儿惊风。

【按摩法】用中指指腹揉按本神，每天早晚各1次，每次1~3分钟。

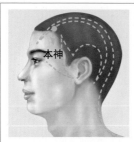

精准定位

在头部，前发际上1寸，头正中线旁开3寸。

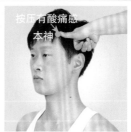

3秒钟取穴

正坐，从外眼角直上入发际半横指，按压有酸痛感处即是。

阳白 Yángbái [GB14]

【功　效】滋肝补肾，祛风化湿，清头明目。

【主　治】头痛，眩晕，颈项强急，眼红肿疼痛，近视，夜盲症，面瘫。

【按摩法】将中指指腹置于阳白上，垂直揉按阳白，每次1~3分钟。

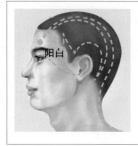

精准定位

在头部，眉上1寸，瞳孔直上。

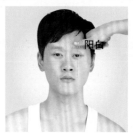

3秒钟取穴

正坐，眼向前平视，自瞳孔直上1横指处即是。

头临泣 Tóulínqì [GB15]

【功　效】祛风散寒，化湿通络，镇肝明目。

【主　治】头痛，目眩，目赤肿痛，耳鸣，耳聋，鼻窦炎，中风。

【按摩法】每天早晚各揉按头临泣1次，每次1~3分钟。

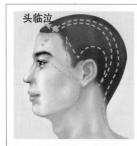

精准定位

在头部，前发际上1寸，瞳孔直上。

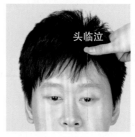

3秒钟取穴

正坐，眼向前平视，自瞳孔直上，入发际半横指处即是。

目窗
Mùchuāng [GB16]

【功　效】清热消肿，明目开窍，散瘀止痛。

【主　治】头痛，头晕，小儿惊风，白内障，面目浮肿，近视。

【按摩法】将中指指腹置于目窗上垂直揉按，每天早晚各1次，每次1~3分钟。

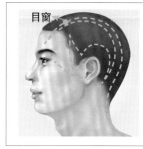

精准定位

在头部，前发际上1.5寸，瞳孔直上。

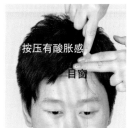

3秒钟取穴

正坐，眼向前平视，自瞳孔直上，入发际2横指处即是。

正营
Zhèngyíng [GB17]

【功　效】平肝潜阳，清热消肿，涤痰通络。

【主　治】头痛，头晕，面目浮肿，目赤肿痛，眩晕，呕吐。

【按摩法】经常用中指指腹按压正营，每次1~3分钟。

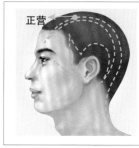

精准定位

在头部，前发际上2.5寸，瞳孔直上。

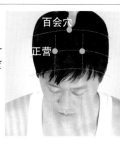

3秒钟取穴

取前发际到百会穴（见162页）中点作一水平线，与瞳孔作一垂直线，两条线交点处即是。

承灵
Chénglíng [GB18]

【功　效】平肝潜阳，凉血止血，通络止痛。

【主　治】头痛，眩晕，目痛，风寒，鼻塞。

【按摩法】经常用中指指腹按压承灵，每次1~3分钟。

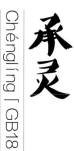
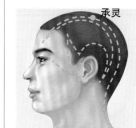

精准定位

在头部，前发际上4寸，瞳孔直上。

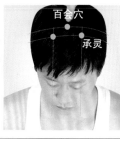

3秒钟取穴

先找到百会穴，向前1横指作一水平线，再与瞳孔作一垂直线，两条线交点处即是。

脑空 Nǎokōng [GB19]

【功　效】平肝息风，醒脑开窍，清热止痛。

【主　治】头痛，癫痫，眩晕，感冒身热，颈强不得回顾，心悸。

【按摩法】经常用拇指指腹揉按脑空，每次1~3分钟。

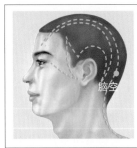

精准定位

在头部，横平枕外隆凸的上缘，风池穴（GB20）直上。

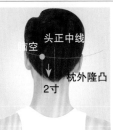

3秒钟取穴

在后脑勺摸到隆起的最高骨，作一水平线，与头正中线交点旁开3横指处即是。

风池 Fēngchí [GB20]

【功　效】平肝潜阳，宣肺通窍，消肿祛邪。

【主　治】外感发热，头痛，失眠，耳鸣，耳聋，落枕，肩周炎，颈椎病，荨麻疹，小儿发热。

【按摩法】以双手拇指指腹由下往上揉按风池，以有酸胀感为宜。

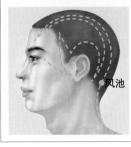

精准定位

在颈后区，枕骨之下，胸锁乳突肌上端与斜方肌上端之间的凹陷中。

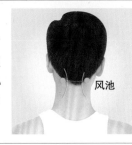

3秒钟取穴

正坐，后头骨下两条大筋外缘陷窝中，与耳垂齐平处即是。

肩井 Jiānjǐng [GB21]

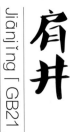

【功　效】祛风止痛，清热解毒，软坚散结。

【主　治】肩臂疼痛，更年期综合征，胆结石，情志抑郁，颈椎病，肩周炎，乳房胀痛，落枕。

【按摩法】每天早晚用中指指腹揉肩井3分钟，长期坚持。

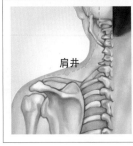

精准定位

在肩胛区，第7颈椎棘突与肩峰最外侧点连线的中点。

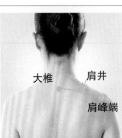

3秒钟取穴

先找到大椎穴（见160页），再找到锁骨肩峰端，二者连线中点即是。

渊腋 Yuānyè [GB22]

【功　效】宽胸理气，消肿止痛，散寒除湿。

【主　治】胸满，胸胁痛，腋下肿，臂痛不举，胸膜炎，肋间神经痛。

【按摩法】经常用食指或中指点按渊腋，每次3~5分钟。

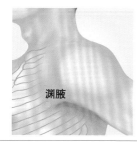

精准定位

在胸外侧区，第4肋间隙中，在腋中线上。

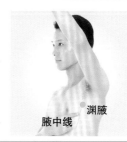

3秒钟取穴

正坐举臂，在腋中线上，第4肋间隙中即是。

辄筋 Zhéjīn [GB23]

【功　效】理气止痛，宣肺平喘，和胃止呕。

【主　治】胸胁痛，腋肿，咳嗽，气喘，呕吐，胸膜炎，肋间神经痛。

【按摩法】每天用食指指腹按揉辄筋，每次1~3分钟。

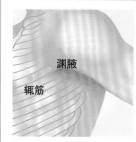

精准定位

在胸外侧区，第4肋间隙中，腋中线前1寸。

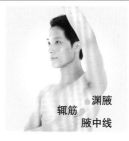

3秒钟取穴

正坐举臂，从渊腋穴（见本页）向前下量1横指处即是。

日月 Rìyuè [GB24]

【功　效】降逆止呕，疏肝理气，利胆退黄。

【主　治】黄疸，急、慢性肝炎，胆囊炎，呃逆，反胃吞酸，胃十二指肠溃疡，膈肌痉挛，肋间神经痛，情志抑郁。

【按摩法】每天用食指稍用力按压日月，每次3~5分钟。

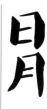

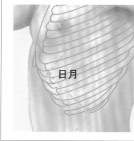

精准定位

在胸部，第7肋间隙，前正中线旁开4寸。

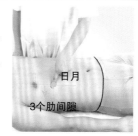

3秒钟取穴

正坐或仰卧，自乳头垂直向下推3个肋间隙，按压有酸胀处即是。

京门 Jīngmén [GB25]

【功　效】补脾益肾，利湿退肿，理气止痛。

【主　治】胁肋痛，腹胀，腰脊痛，小便不利，尿黄，肾炎。

【按摩法】用拇指指腹按揉京门，每次1~3分钟。

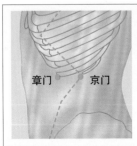

精准定位

在上腹部，第12肋骨游离端下际。

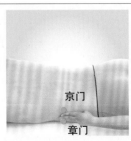

3秒钟取穴

先找到章门穴（见144页），其后2横指处即是。

带脉 Dàimài [GB26]

【功　效】温经散寒，缓急止痛，固摄带脉。

【主　治】子宫脱垂，月经不调，赤白带下，经闭，痛经，不孕。

【按摩法】经常用中指指腹按揉带脉，每次1~3分钟。

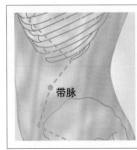

精准定位

在侧腹部，第11肋骨游离端垂线与肚脐水平线的交点上。

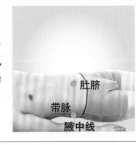

3秒钟取穴

腋中线与肚脐水平线相交处即是。

五枢 Wǔshū [GB27]

【功　效】补脾益肾，调经止带，温阳通便。

【主　治】阴道炎，月经不调，赤白带下，子宫内膜炎，睾丸炎。

【按摩法】经常用中指指腹按揉五枢，每次1~3分钟。

精准定位

在下腹部，横平脐下3寸，髂前上棘内侧。

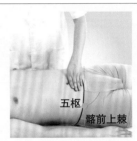

3秒钟取穴

从肚脐向下4横指处作水平线，与髂前上棘相交内侧处即是。

维道 Wéidào [GB28]

【功　效】温经散寒，缓急止痛，补脾益肾。

【主　治】月经不调，赤白带下，肾炎，盆腔炎，附件炎，子宫脱垂。

【按摩法】以两手拇指自上向下摩动维道，每次左右各按摩1~3分钟。

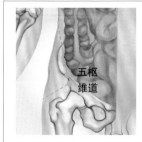

精准定位

在下腹部，髂前上棘内下寸。

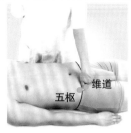

3秒钟取穴

先找到五枢穴（见132页），其前下半横指处即是。

居髎 Jūliáo [GB29]

【功　效】温经散寒，除湿止痛，通经活络。

【主　治】腰腿痛，疝气，月经不调，白带过多，肾炎，膀胱炎。

【按摩法】以两手拇指自上向下摩动居髎，每次左右各按摩1~3分钟。

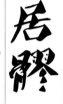
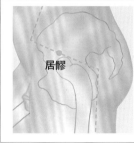

精准定位

在臀区，髂前上棘与股骨大转子最高点连线的中点处。

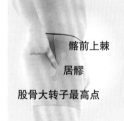

3秒钟取穴

股骨大转子是髋部最隆起处，髂前上棘与股骨大转子二者连线中点即是。

环跳 Huántiào [GB30]

【功　效】补益肾气，除湿止痛，强健腰膝。

【主　治】腰胯疼痛，腰腿痛，坐骨神经痛，膝踝肿痛，荨麻疹，半身不遂，感冒。

【按摩法】经常用中指指腹揉按环跳，每次1~3分钟。

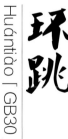
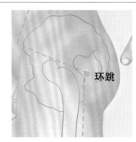

精准定位

在臀区，股骨大转子最高点与骶管裂孔连线上的外1/3与2/3交点处。

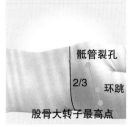

3秒钟取穴

股骨大转子最高点与骶管裂孔作一直线，外1/3与内2/3的交点处即是。

风市 Fēngshì [GB31]

【功　效】祛风散寒，除湿止痛，补益肾气。

【主　治】眩晕，中风，半身不遂，腰腿痛，荨麻疹，神经性皮炎。

【按摩法】经常用中指指腹揉按风市，每次1~3分钟。

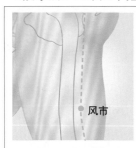

精准定位

在股部，腘横纹上7寸，髂胫束后缘。

风市

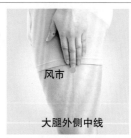

3秒钟取穴

直立垂手指，手掌并拢伸直，中指尖处即是。

风市

大腿外侧中线

中渎 Zhōngdú [GB32]

【功　效】温经散寒，祛风通络，除湿止痛。

【主　治】下肢麻痹痉挛，半身不遂，坐骨神经痛，膝关节炎。

【按摩法】每天坚持敲打中渎，每次3~5分钟。

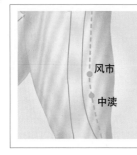

精准定位

在股部，腘横纹上5寸，髂胫束后缘。

风市

中渎

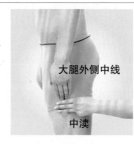

3秒钟取穴

先找到风市穴（见本页），直下3横指处即是。

大腿外侧中线

中渎

膝阳关 Xīyángguān [GB33]

【功　效】温经散寒，祛风除湿，通经活络。

【主　治】膝关节肿痛，小腿麻木，坐骨神经痛。

【按摩法】经常用中指指腹揉按膝阳关，每次1~3分钟。

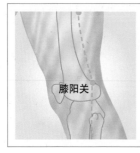

精准定位

在膝部，股骨外上髁后上缘，股二头肌腱与髂胫束之间的凹陷中。

膝阳关

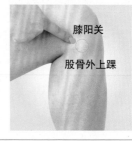

3秒钟取穴

屈膝90°，膝上外侧有一高骨，其上方有一凹陷处即是。

膝阳关

股骨外上髁

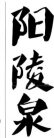

阳陵泉 Yánglíngquán [GB34]

【功　效】疏肝理气，和胃止呕，补益肾气。

【主　治】头痛，耳鸣，黄疸，胆结石，膝肿痛，腰扭伤，腿抽筋，坐骨神经痛，白癜风，乳房胀痛。

【按摩法】经常用拇指指腹按揉阳陵泉，每次1~3分钟。

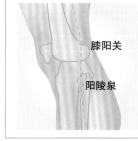

精准定位

在小腿外侧，腓骨小头前下方凹陷中。

膝阳关
阳陵泉

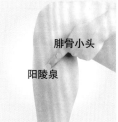

3秒钟取穴

屈膝90°，膝关节外下方，腓骨小头前下方凹陷处即是。

腓骨小头
阳陵泉

阳交 Yángjiāo [GB35]

【功　效】宽胸理气，通经活络，安定神志。

【主　治】膝痛，面部浮肿，坐骨神经痛，癫痫。

【按摩法】用拇指指腹揉按阳交，每次揉按1~3分钟。

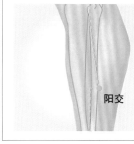

精准定位

在小腿外侧，外踝尖上7寸，腓骨后缘。

阳交

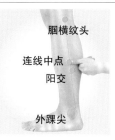

3秒钟取穴

腘横纹头与外踝尖连线上，中点向下1横指，腓骨后缘处即是。

腘横纹头
连线中点
阳交
外踝尖

外丘 Wàiqiū [GB36]

【功　效】祛风通络，疏肝理气，化痰开窍。

【主　治】癫痫，腹痛，颈项痛，脚气，小腿三头肌痉挛。

【按摩法】采取指压带揉动的方式按揉外丘，每次约3分钟。

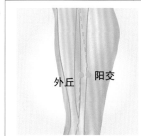

精准定位

在小腿外侧，外踝尖上7寸，腓骨前缘。

外丘　阳交

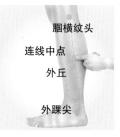

3秒钟取穴

腘横纹头与外踝尖连线上，中点向下1横指，腓骨前缘处即是。

腘横纹头
连线中点
外丘
外踝尖

光明 Guāngmíng [GB37]

【功　效】疏肝补脾，行气止痛，通经活络。

【主　治】目赤肿痛，视物不明，热病汗不出，腓肠肌痉挛，偏头痛，精神病。

【按摩法】用中指指腹垂直按压光明，每日早晚各揉按1次，每次1~3分钟。

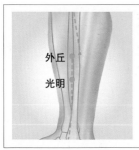

精准定位

在小腿外侧，外踝尖上5寸，腓骨前缘。

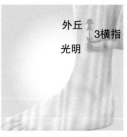

3秒钟取穴

外丘穴下3横指，腓骨前缘即是。

阳辅 Yángfǔ [GB38]

【功　效】温经散寒，清热利咽，疏肝散结。

【主　治】胸胁痛，下肢外侧痛，坐骨神经痛，锁骨上窝肿痛，膝下浮肿。

【按摩法】用食指或中指按揉阳辅，每次3~5分钟。

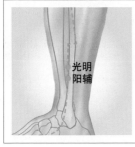

精准定位

在小腿外侧，外踝尖上4寸，腓骨前缘。

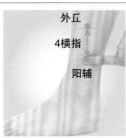

3秒钟取穴

外丘穴下4横指，腓骨前缘即是。

悬钟 Xuánzhōng [GB39]

【功　效】利咽消肿，化瘀止血，平肝息风，疏肝益肾。

【主　治】颈项僵硬，半身不遂，腰扭伤，落枕，头晕，失眠，耳鸣，高血压。

【按摩法】用中指指腹按揉悬钟，每次15分钟，以有酸胀感为宜。

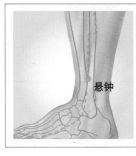

精准定位

在小腿外侧，外踝尖上3寸，腓骨前缘。

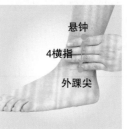

3秒钟取穴

外踝尖直上4横指处，腓骨前缘处即是。

丘墟 Qiūxū [GB40]

【功　效】通经活络,疏肝理气,健脾利湿。

【主　治】胸胁痛,髋关节疼痛,下肢酸痛,坐骨神经痛,腰胯痛,胆囊炎,胆绞痛。

【按摩法】用拇指指腹按压丘墟,可每天早上按揉200下。

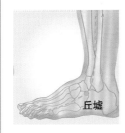

精准定位

在踝区,外踝的前下方,趾长伸肌腱的外侧凹陷中。

丘墟

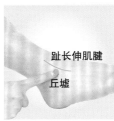

3秒钟取穴

脚掌用力背伸,足背可见明显趾长伸肌腱,其外侧、足外踝前下方凹陷处即是。

趾长伸肌腱

丘墟

足临泣 Zúlínqì [GB41]

【功　效】清热消肿,补脾益肾,疏肝理气。

【主　治】头痛,目眩,目赤肿痛,齿痛,咽肿,耳聋,乳腺炎,白带过多,腋下肿,胁肋痛。

【按摩法】用拇指指腹揉按足临泣,以有酸胀、微痛的感觉为宜。

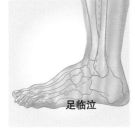

精准定位

在足背,第4、第5跖骨底结合部的前方,第5趾长伸肌腱外侧凹陷中。

足临泣

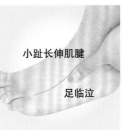

3秒钟取穴

坐位,小趾向上翘起,小趾长伸肌腱外侧凹陷中,按压有酸胀感处即是。

小趾长伸肌腱

足临泣

地五会 Dìwǔhuì [GB42]

【功　效】清热解毒,疏肝消肿,行气止痛,凝血止血。

【主　治】头痛目眩,目赤肿痛,咽肿,腋部肿痛,耳聋,内伤吐血。

【按摩法】经常用拇指指腹按揉地五会,每次3~5分钟。

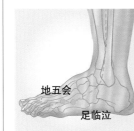

精准定位

在足背,第4、第5跖骨间,第4跖趾关节近端凹陷中。

地五会

足临泣

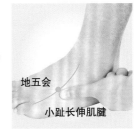

3秒钟取穴

坐位,小趾向上翘起,小趾长伸肌腱内侧缘处即是。

地五会

小趾长伸肌腱

侠溪 Xiáxī [GB43]

【功　效】清热消肿，散瘀行气，疏肝止痛。

【主　治】头痛，耳鸣，耳聋，目痛，颊肿，肋间神经痛，乳腺炎，高血压。

【按摩法】经常用拇指指腹按揉侠溪，每次1~3分钟。

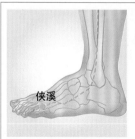

精准定位

在足背，第4、第5趾间，趾蹼缘后方赤白肉际处。

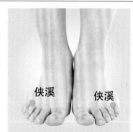

3秒钟取穴

坐位，在足背部第4、第5两趾之间连接处的缝纹头处即是。

足窍阴 Zúqiàoyīn [GB44]

【功　效】清热消肿，散瘀行气，疏肝止痛。

【主　治】头痛，耳鸣，耳聋，目痛，颊肿，肋间神经痛，乳腺炎，高血压。

【按摩法】经常用拇指指腹按揉足窍阴，每次1~3分钟。

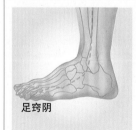

精准定位

在足趾，第4趾末节外侧，趾甲根角侧旁开0.1寸（指寸）。

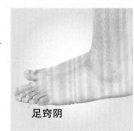

3秒钟取穴

坐位，第4趾趾甲外侧缘与下缘各作一垂线交点处即是。

第十三章 足厥阴肝经

足厥阴肝经，起于足大趾的外侧端（大敦穴），并沿着足背，再经过内踝，一直向上循行于小腿及大腿的内侧，直至股部内侧。再绕过阴部，进入小腹，并在腹部向上走行，在胸胁部与肝及胆连接。经络继续上行，并沿着喉咙，与眼部联系，后出于前额，直达头之巅顶。肝经其中一个支脉从眼部向内走，下行至面颊部，并在唇的内部环绕行走。另一支脉则从肝开始，通过横膈膜，向上流注于肺，最后与肺经相连接，并完成十二经脉的循环。

【主治病候】 肝病，妇科、前阴病以及经脉循行部位的其他病症。如腰痛，胸满，呃逆，遗尿，小便不利，疝气，小腹痛等症。

经穴歌诀

一十四穴足厥阴，
大敦行间太冲寻，
中封蠡沟中都近，
膝关曲泉阴包临，
五里阴廉急脉寻，
章门仰望见期门。

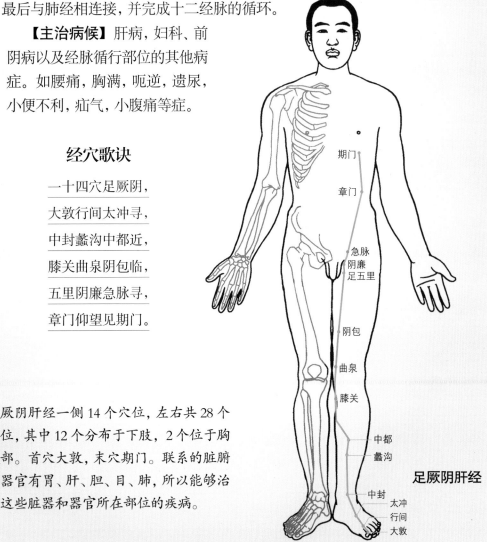

期门
章门
急脉
阴廉
足五里
阴包
曲泉
膝关
中都
蠡沟
中封
太冲
行间
大敦

足厥阴肝经

足厥阴肝经一侧 14 个穴位，左右共 28 个穴位，其中 12 个分布于下肢，2 个位于胸腹部。首穴大敦，末穴期门。联系的脏腑和器官有胃、肝、胆、目、肺，所以能够治疗这些脏器和器官所在部位的疾病。

大敦 Dàdūn [LR1]

【功　效】健肺益脾，温经散寒，温肾固摄。

【主　治】闭经，子宫脱垂，月经不调，崩漏，遗尿，睾丸炎。

【按摩法】经常用拇指指腹揉按大敦，每次左右各按3~5分钟。

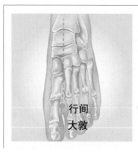

精准定位

在足趾，大趾末节外侧，趾甲根角侧旁开0.1寸（指寸）。

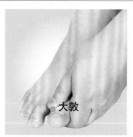

3秒钟取穴

坐位，大趾趾甲外侧缘与下缘各作一垂线，交点处即是。

行间 Xíngjiān [LR2]

【功　效】温经散寒，清热消肿，缓急止痛。

【主　治】头痛，眩晕，耳鸣，耳聋，失眠，阳痿，痛经，月经过多，高血压。

【按摩法】一边用中指指腹强压行间，一边吐气，有轻微的疼痛感，如此重复，按压2~3分钟。

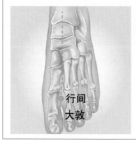

精准定位

在足背，第1、第2趾间，趾蹼缘后方赤白肉际处。

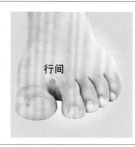

3秒钟取穴

坐位，在足背部第1、第2两趾之间连接处的缝纹头处即是。

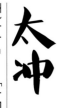

太冲 Tàichōng [LR3]

【功　效】疏肝理气，清热消肿，祛风除湿。

【主　治】头痛，失眠，呕吐，月经不调，痛经，口眼歪斜，小儿惊风，癫痫，胆囊炎，胆结石。

【按摩法】用左手拇指指腹揉捻右太冲，以有酸胀感为宜，1分钟后再换右手拇指指腹揉捻左太冲。

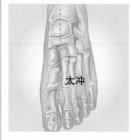

精准定位

在足背，当第1、第2跖骨间，跖骨底结合部前方凹陷中，或触及动脉搏动。

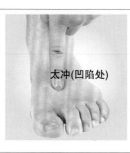

3秒钟取穴

足背，沿第1、第2趾间横纹向足背上推，可感有一凹陷处即是。

Zhōngfēng [LR4]

中封

【功　效】温经散寒，缓急止痛，补脾益肾。

【主　治】内踝肿痛，腰足冷痛，腹胀，遗精，肝炎。

【按摩法】常用拇指指腹揉按中封，每次左右足各揉按 3~5 分钟，有酸、胀、痛的感觉为宜。

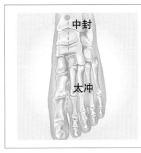

精准定位

在踝区，内踝前，胫骨前肌腱与拇长伸肌腱之间的凹陷处。

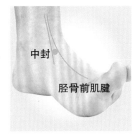

3秒钟取穴

坐位，大脚趾上翘，足背内侧可见两条大筋，二者之间的凹陷处即是。

Lígōu [LR5]

蠡沟

【功　效】温肾助阳，温经散寒，疏肝理气。

【主　治】疝气，遗尿，小便不利，月经不调，赤白带下，盆腔炎，内踝肿痛。

【按摩法】常用拇指指腹揉按蠡沟，每次 1~3 分钟。

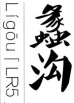

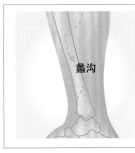

精准定位

在小腿内侧，内踝尖上 5 寸，胫骨内侧面的中央。

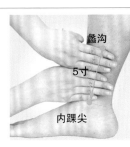

3秒钟取穴

坐位，内踝尖垂直向上 7 横指，胫骨内侧凹陷处即是。

Zhōngdū [LR6]

中都

【功　效】温经散寒，缓急止痛，补益脾肾。

【主　治】疝气，痢疾，小腹痛，遗精，崩漏，恶露不尽。

【按摩法】经常用拇指指腹揉按中都，每次 1~3 分钟。

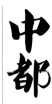

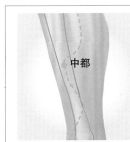

精准定位

在小腿内侧，内踝尖上 7 寸，胫骨内侧面的中央。

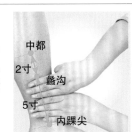

3秒钟取穴

先找到蠡沟穴（见本页），再向上 3 横指即是。

膝关

Xīguān [LR7]

【功　效】温经散寒，祛风通络，除湿止痛。

【主　治】膝关节肿痛，关节炎，痛风。

【按摩法】用拇、食二指指腹拿捏膝关，每次3~5分钟。

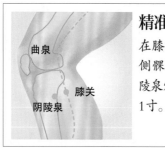

精准定位

在膝部，胫骨内侧髁的下方，阴陵泉穴（SP9）后1寸。

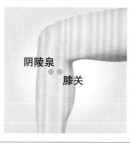

3秒钟取穴

先找到阴陵泉穴（见54页），向后1横指，可触及一凹陷处即是。

曲泉

Qūquán [LR8]

【功　效】滋精固涩，理气止痛，交通心肾。

【主　治】月经不调，子宫脱垂，阳痿，遗精，精神病，前列腺炎，肾炎。

【按摩法】可经常用手指敲击曲泉，每次1~3分钟。

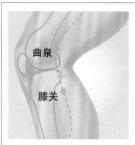

精准定位

在膝部，腘横纹内侧端，半腱肌肌腱内缘凹陷中。

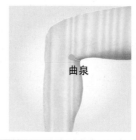

3秒钟取穴

膝内侧，屈膝时可见膝关节内侧面横纹端，其横纹头凹陷处即是。

阴包

Yīnbāo [LR9]

【功　效】调补肝肾，补益肾气，温经止痛。

【主　治】月经不调，腰骶痛，小便难，遗尿等。

【按摩法】经常用拇指指腹轻揉阴包，每次1~3分钟。

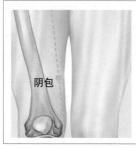

精准定位

在股前区，髌底上4寸，股内肌与缝匠肌之间。

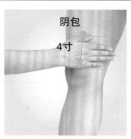

3秒钟取穴

大腿内侧，膝盖内侧上端，直上5横指处即是。

足五里 Zúwǔlǐ [LR10]

【功　效】补益肾气，固摄胞宫，消肿散结。

【主　治】腹胀，小便不利，遗尿，阴囊湿痒。

【按摩法】经常用食指指腹按揉足五里，每次1~3分钟。

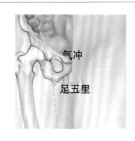

精准定位

在股前区，气冲穴（ST3）直下3寸，动脉搏动处。

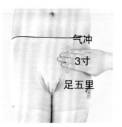

3秒钟取穴

先取气冲穴（见45页），直下4横指处即是。

阴廉 Yīnlián [LR11]

【功　效】和血调经，温经散寒，理气止痛。

【主　治】月经不调，赤白带下，小腹疼痛。

【按摩法】四指并拢，用中指指腹置阴廉上，两侧同时揉按3~5分钟。

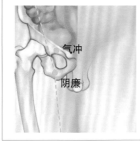

精准定位

在股前区，气冲穴（ST30）直下2寸。

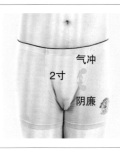

3秒钟取穴

在大腿内侧，先取气冲穴（见45页），直下3横指处即是。

急脉 Jímài [LR12]

【功　效】理气止痛，温经散寒，补脾益肾。

【主　治】小腹痛，疝气，阴茎痛，股内侧部疼痛等。

【按摩法】经常用中指指腹轻揉急脉，每次左右各按1~3分钟。

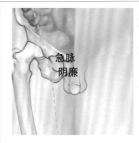

精准定位

在腹股沟区，横平耻骨联合上缘，前正中线旁开2.5寸处。

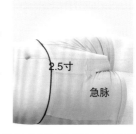

3秒钟取穴

腹股沟动脉搏动处，正中线旁开约2.5寸处即是。

章门

【功　效】温运脾阳，温经散寒，理气散结。

【主　治】腹胀，腹痛，黄疸，胸胁痛，高血压，糖尿病，呕吐，呃逆，泄泻。

【按摩法】用拇指指腹轻柔地按摩章门，每次持续3~5分钟。

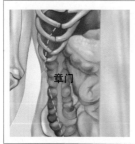

精准定位

在侧腹部，第11肋游离端的下际。

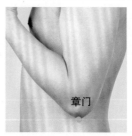

3秒钟取穴

正坐，屈肘合腋，肘尖所指处，按压有酸胀感处即是。

期门

【功　效】宽胸理气，行气止痛，降逆止呕。

【主　治】胸胁痛，呕吐，呃逆，乳房胀痛，肝炎，情志抑郁。

【按摩法】以手指指面或指节向下按压期门，并做圈状按摩，每次3~5分钟。

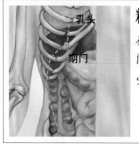

精准定位

在胸部，第6肋间隙，前正中线旁开4寸。

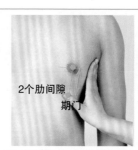

3秒钟取穴

正坐或仰卧，自乳头垂直向下推2个肋间隙，按压有酸胀感处即是。

第十四章 任脉

　　任脉，起于胞中，下出会阴，经阴阜，沿腹部和胸部正中线上行，至咽喉，上行至下颌部，环绕口唇，沿面颊，分行至目眶下(承泣穴)。

　　【主治病候】腹、胸、颈、头面的局部病症和相应的内脏、器官疾病，如腹胀，肠鸣，泄泻，失眠，健忘，呕吐，心悸，胸痛，喉痹，咽肿等病症。

经穴歌诀

任脉中行二十四，

会阴潜伏二阴间，

曲骨之上中极在，

关元石门气海边，

阴交神阙水分处，

下脘建里中脘前，

上脘巨阙连鸠尾，

中庭膻中玉堂连，

紫宫华盖循璇玑，

天突廉泉承浆端。

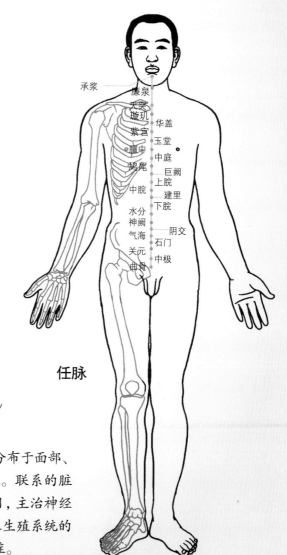

任脉

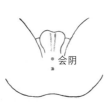

会阴

　　任脉一名一穴，共计24个穴位，分布于面部、颈部、胸部和腹部的前正中线上。联系的脏腑和器官有胞中、咽喉、唇口、目，主治神经系统、呼吸系统、消化系统、泌尿生殖系统的疾病，以及本经所经过部位的病症。

会阴 Huìyīn [CV1]

【功　效】调神镇惊，调经止带，温肾壮阳。

【主　治】阴道炎，小便难，便秘，闭经，子宫脱垂，溺水窒息，产后昏迷不醒。

【按摩法】用中指指腹揉按1~3分钟，以有酸胀的感觉为宜。

精准定位

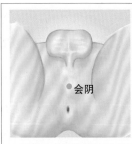

在会阴区，男性在阴囊根部与肛门连线的中点，女性在大阴唇后与肛门连线的中点。

会阴

3秒钟取穴

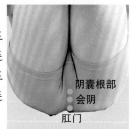

仰卧屈膝，在会阴部，取二阴连线的中点即是。

阴囊根部
会阴
肛门

曲骨 Qūgǔ [CV2]

【功　效】调经止带，温肾壮阳，通利小便。

【主　治】遗精，阳痿，月经不调，痛经，遗尿，小腹胀满。

【按摩法】每天用中指指腹揉按曲骨，每次3~5分钟。

精准定位

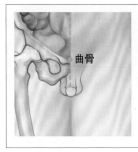

在下腹部，耻骨联合上缘，前正中线上。

曲骨

3秒钟取穴

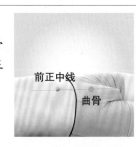

在下腹部，正中线上，从下腹部向下摸到一横着走行的骨性标志上缘即是。

前正中线
曲骨

中极 Zhōngjí [CV3]

【功　效】补中益气，涩精止遗，调经止带。

【主　治】遗精，阴痛，阴痒，月经不调，痛经，子宫肌瘤，水肿，膀胱炎，夜尿症。

【按摩法】用中指指腹揉按中极，每次揉按1~3分钟。

精准定位

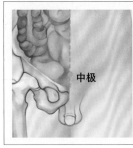

在下腹部，脐中下4寸，前正中线上。

中极

3秒钟取穴

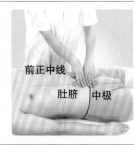

在下腹部正中线上，肚脐中央向下两个3横指处即是。

前正中线
肚脐　中极

关元 Guānyuán [CV4]

【功　效】补中益气，温肾壮阳，涩精止遗，调经止带。

【主　治】疝气，阳痿，遗精，痛经，闭经，子宫肌瘤，糖尿病。

【按摩法】先将手掌温热，敷在关元上，再以中指指压关元，每次3~5分钟。

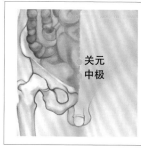

精准定位

在下腹部，脐中下3寸，前正中线上。

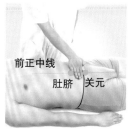

3秒钟取穴

在下腹部，正中线上，肚脐中央向下4横指处即是。

石门 Shímén [CV5]

【功　效】涩精止遗，调经止带，温肾壮阳。

【主　治】闭经，疝气，腹泻，小腹绞痛，水肿，小便不利。

【按摩法】对女性而言，石门不太适合指压，可经常用热毛巾热敷石门。

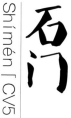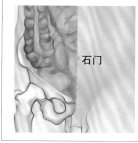

精准定位

在下腹部，脐中下2寸，前正中线上。

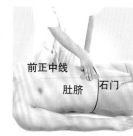

3秒钟取穴

在下腹部，正中线上，肚脐中央向下3横指处即是。

气海 Qìhǎi [CV6]

【功　效】补中益气，涩精止遗，调经止带，温肾壮阳。

【主　治】阳痿，遗精，遗尿，闭经，月经不调，子宫肌瘤，疝气，小腹疼痛。

【按摩法】以食指指腹按摩腹部气海，至有热感为止。

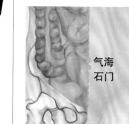

精准定位

在下腹部，脐中下1.5寸，前正中线上。

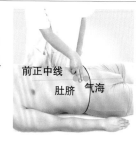

3秒钟取穴

在下腹部，正中线上，肚脐中央向下2横指处即是。

阴交 Yīnjiāo [CV7]

【功　效】调经止带，温肾壮阳，温中散寒。

【主　治】脐下绞痛，阴部多汗湿痒，月经不调，崩漏，带下。

【按摩法】经常用中指指腹揉按阴交，每次1~3分钟。

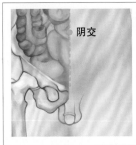

精准定位

在下腹部，脐中下1寸，前正中线上。

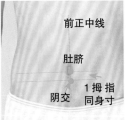

3秒钟取穴

在下腹部，正中线上，肚脐中央向下1拇指同身寸处即是。

神阙 Shénquè [CV8]

【功　效】补中益气，固脱止泻，通经活络。

【主　治】中风虚脱，四肢厥冷，月经不调，崩漏，遗精，不孕，小便不禁。

【按摩法】经常用手掌摩揉神阙，每次3~5分钟。

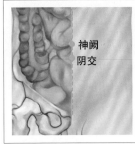

精准定位

在腹部脐区，脐中央。

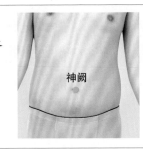

3秒钟取穴

在下腹部，肚脐中央即是。

水分 Shuǐfēn [CV9]

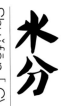

【功　效】理气止痛，通利小便，降逆止呕。

【主　治】水肿，泄泻，腹痛，绕脐痛，肠鸣。

【按摩法】常用食指指腹按摩水分，每次1~3分钟。

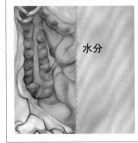

精准定位

在上腹部，脐中上1寸，前正中线上。

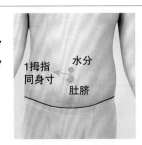

3秒钟取穴

在上腹部，正中线上，肚脐中央向上1拇指同身寸处即是。

下脘 Xiàwǎn [CV10]

【功　效】理气止痛，健脾消食，消胀止呕。

【主　治】腹痛，腹胀，胃痉挛，呕吐，呃逆，泄泻。

【按摩法】经常用中指指腹揉按下脘，每次50~100下。

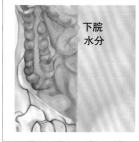

精准定位　在上腹部，脐中上2寸，前正中线上。

下脘
水分

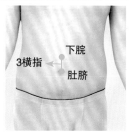

3横指 ← 下脘　肚脐

3秒钟取穴　在上腹部，正中线上，肚脐中央向上3横指处即是。

建里 Jiànlǐ [CV11]

【功　效】健脾渗湿，和胃止痛，安神定志。

【主　治】胃脘痛，呕吐，食欲不振，腹痛，水肿。

【按摩法】平时多用拇指沿着建里的位置旋转按摩，每次3~5分钟。

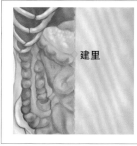

建里

精准定位　在上腹部，脐中上3寸，前正中线上。

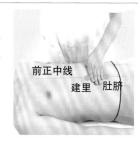

前正中线
建里　肚脐

3秒钟取穴　在上腹部，正中线上，肚脐中央向上4横指处即是。

中脘 Zhōngwǎn [CV12]

【功　效】和胃健脾，降逆止呕，清热利湿，安神定志。

【主　治】腹痛，腹胀，泄泻，急性胃肠炎，顽固性胃炎，胃脘痛，呕吐，呃逆，失眠。

【按摩法】经常用中指指腹揉按中脘，每次3~5分钟。

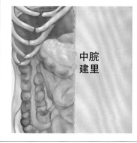

中脘
建里

精准定位　在上腹部，脐中上4寸，前正中线上。

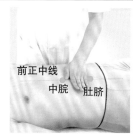

前正中线
中脘　肚脐

3秒钟取穴　在上腹部，正中线上，肚脐往上5横指处即是。

上脘 Shàngwǎn [CV13]

【功　效】降逆止呕，和胃止痛，安神定志。

【主　治】胃脘疼痛，呕吐，呃逆，痢疾。

【按摩法】用拇指指腹揉按上脘，每次3~5分钟。

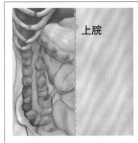

精准定位

在上腹部，脐中上5寸，前正中线上。

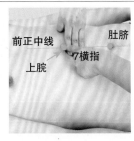

3秒钟取穴

在上腹部，正中线上，肚脐中央向上7横指处即是。

巨阙 Jùquē [CV14]

【功　效】益心安神，定悸止惊，开窍醒神。

【主　治】胸痛，心痛，胃痛，腹胀，急性肠胃炎，健忘，脚气。

【按摩法】经常用中指指腹揉按巨阙，每次3~5分钟。

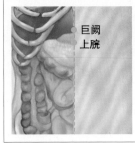

精准定位

在上腹部，脐中上6寸，前正中线上。

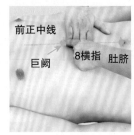

3秒钟取穴

在上腹部，正中线上，肚脐中央向上8横指处即是。

鸠尾 Jiūwěi [CV15]

【功　效】宽胸止痛，定喘止呕，开窍醒神。

【主　治】胸痛，呃逆，咽喉肿痛，偏头痛，哮喘，胃脘痛。

【按摩法】四指并拢，力度适中地叩击鸠尾，每次1~3分钟。

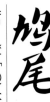
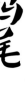
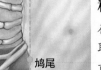

精准定位

在上腹部，剑胸联合部下1寸，前正中线上。

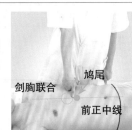

3秒钟取穴

从剑胸联合部沿前正中线直下1横指处即是。

中庭 Zhōngtíng [CV16]

【功　效】宽胸止痛，降逆止呕，开窍醒神。

【主　治】心痛，胸满，呃逆，呕吐，小儿吐乳。

【按摩法】经常用中指指腹揉按中庭，每次1~3分钟。

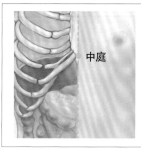

精准定位

在胸部，剑胸联合中点处，前正中线上。

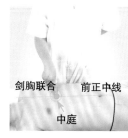

3秒钟取穴

胸部前正中线上剑胸结合部的凹陷处即是。

膻中 Dànzhōng [CV17]

【功　效】止咳平喘，安心定悸，降逆止呕，理气止痛。

【主　治】胸胁痛，气短，咳喘，乳汁不足，小儿咳嗽，心悸，更年期综合征，晕车，呕吐。

【按摩法】经常用拇指指腹揉按膻中，每次3~5分钟。

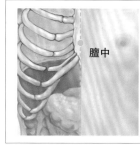

精准定位

在胸部，横平第4肋间隙，前正中线上。

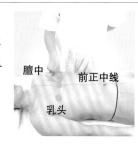

3秒钟取穴

仰卧位，由锁骨往下数，平第4肋间，两乳头中点，前正中线上。

玉堂 Yùtáng [CV18]

【功　效】止咳平喘，宽胸止痛，降逆止呕。

【主　治】咳嗽，胸痛，呕吐，哮喘，胸闷喘息。

【按摩法】经常用中指指腹揉按玉堂，每次1~3分钟。

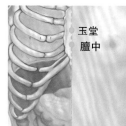

精准定位

在胸部，横平第3肋间隙，前正中线上。

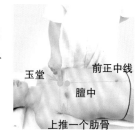

3秒钟取穴

先找到膻中穴，沿前正中线向上推1个肋骨，按压有酸痛处即是。

紫宫 Zǐgōng「CV19」

【功　效】宽胸止痛，止咳平喘，安神定志。

【主　治】咳嗽，气喘，胸痛，食欲不振，心烦。

【按摩法】用拇指指腹从上向下推摩紫宫，每次3~5分钟。

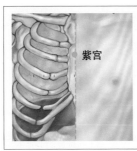

精准定位

在胸部，横平第2肋间隙，前正中线上。

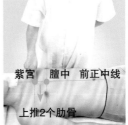

3秒钟取穴

先找到膻中穴，沿前正中线向上推2个肋骨，按压有酸痛处即是。

华盖 Huágài「CV20」

【功　效】宽胸止痛，止咳平喘，安神定志。

【主　治】咳嗽，气喘，咽喉肿痛，肋间神经痛，胸痛。

【按摩法】用两手中指指腹相互叠加，用力按压华盖，每次3~5分钟。

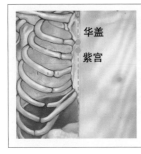

精准定位

在胸部，横平第1肋间隙，前正中线上。

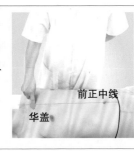

3秒钟取穴

仰卧位，由锁骨往下数，平第1肋间隙，当前正中线上即是。

璇玑 Xuánjī「CV21」

【功　效】止咳平喘，宽胸止痛，清热利咽。

【主　治】咳嗽，气喘，胃痛，胸痛，咽喉肿痛。

【按摩法】用拇指指腹直接点压璇玑，有酸、胀、麻感觉时为宜，每次3~5分钟。

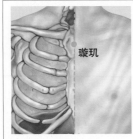

精准定位

在胸部，胸骨上窝下1寸，前正中线上。

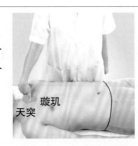

3秒钟取穴

仰卧，从天突穴（见153页）沿前正中线向下1拇指同身寸处即是。

天突 Tiāntū [CV22]

【功　效】止咳平喘，清热利咽，降逆下气。

【主　治】哮喘，咳嗽，咯吐脓血，呕吐，咽喉肿痛。

【按摩法】常用中指指腹慢慢地按压天突，每次1~2分钟。

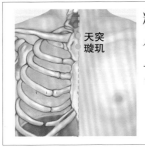

精准定位

在颈前区，胸骨上窝中央，前正中线上。

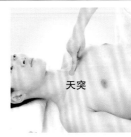

3秒钟取穴

仰卧，由喉结直下可摸到一凹窝，中央处即是。

廉泉 Liánquán [CV23]

【功　效】利喉舒舌，消肿止痛。

【主　治】舌下肿痛，舌强不语，咳嗽，哮喘，口舌生疮。

【按摩法】用拇指指腹点揉廉泉，用力要轻且均匀，反复进行3~5分钟。

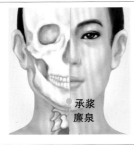

精准定位

在颈前区，喉结上方，舌骨上缘凹陷中，前正中线上。

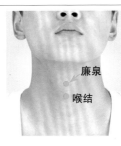

3秒钟取穴

仰头，从下巴沿颈前正中线向下推，喉结上方可触及舌骨体，上缘中点处即是。

承浆 Chéngjiāng [CV24]

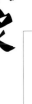

【功　效】通经活络，疏风泻火，清热利咽。针刺麻醉要穴之一。

【主　治】中风昏迷，癫痫，口眼歪斜，流涎，牙关紧闭。

【按摩法】经常用食指指腹揉按承浆，每次1~3分钟。

精准定位

在面部，颏唇沟的正中凹陷处。

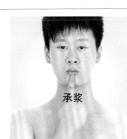

3秒钟取穴

正坐，颏唇沟的正中按压有凹陷处即是。

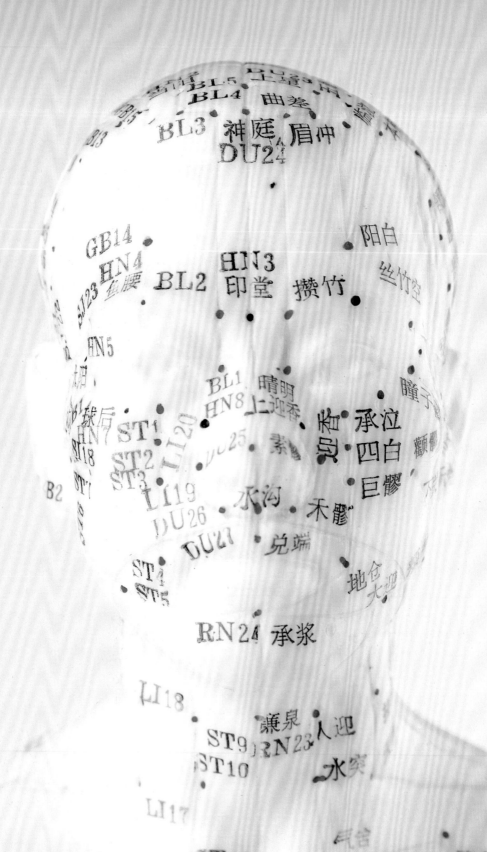

第十五章 督脉

　　督脉，起于小腹内，下出会阴，沿脊柱里面上行，至项后风府穴处进入颅内，络脑，并由项沿头部正中线，经头顶、额部、鼻部、上唇，到上唇系带处。

　　【主治病候】头脑、五官、脊髓及四肢的病症，如头痛、项强、头重、脑转、耳鸣、眩晕、眼花、嗜睡、癫狂、腰脊强痛、俯仰不利、抽搐、麻木及中风不语等。

经穴歌诀

督脉行于背中央，

二十八穴始长强，

腰俞阳关入命门，

悬枢脊中中枢长，

筋缩至阳归灵台，

神道身柱陶道开，

大椎哑门连风府，

脑户强间后顶排，

百会前顶通囟会，

上星神庭素髎对，

水沟兑端在唇上，

龈交上齿缝内完。

督脉共28个穴，分布在头、面、项、背、腰、骶部后正中线上。首穴长强，末穴龈交。

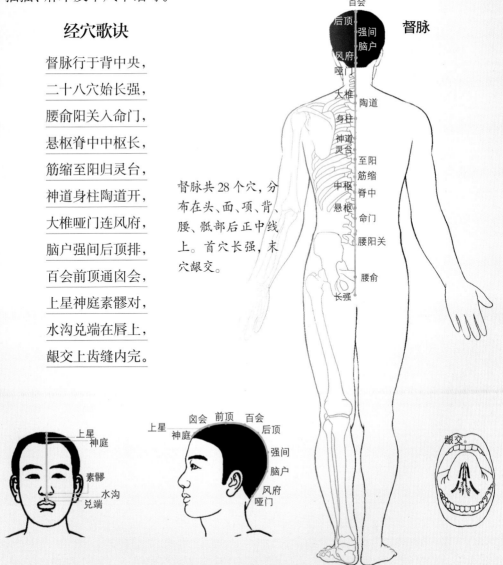

长强 Chángqiáng「GV1」

【功　效】调理大肠，通淋止痛，安神止痉。

【主　治】泄泻，便秘，便血，痔疮，脱肛，女阴瘙痒，白带过多，阴囊湿疹。

【按摩法】每天晚上睡觉前，趴在床上，将双手搓热，用手顺着腰椎尾骨往下搓，搓100下，以长强处有热感为宜。

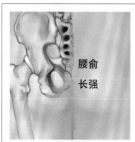

精准定位

在会阴区，尾骨下方，尾骨端与肛门连线的中点处。

腰俞
长强

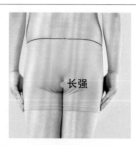

3秒钟取穴

在尾骨端下，尾骨端与肛门连线中点处即是。

长强

腰俞 Yāoshù「GV2」

【功　效】调经养血，散寒除湿，强腰止痛，安神定志。

【主　治】泄泻，便秘，便血，痔疮，尾骶痛，月经不调。

【按摩法】经常用中指指腹揉按腰俞，每次1~3分钟。

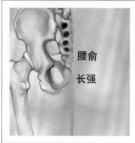

精准定位

在骶区，正对骶管裂孔，后正中线上。

腰俞
长强

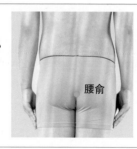

3秒钟取穴

后正中线上，顺着脊柱向下，正对骶管裂孔处即是。

腰俞

腰阳关 Yāoyángguān「GV3」

【功　效】温肾壮阳，调经养血，止痛活络，祛寒除湿。

【主　治】腰骶痛，坐骨神经痛，遗精，阳痿，月经不调。

【按摩法】左手或右手握拳，以食指掌指关节突起部置于腰阳关上揉按3~5分钟。

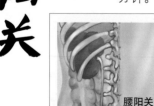

精准定位

在脊柱区，第4腰椎棘突下凹陷中，后正中线上。

腰阳关

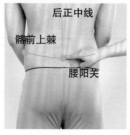

3秒钟取穴

两侧髂前上棘连线与脊柱交点处，可触及一凹陷即是。

后正中线
髂前上棘
腰阳关

命门 Mìngmén [GV4]

【功　效】补肾壮阳，调经止带，止痛活络。

【主　治】遗精，阳痿，前列腺炎，不孕，小便不利，泄泻，腰脊强痛。

【按摩法】常用两手掌来回搓命门，直至暖烘烘的。

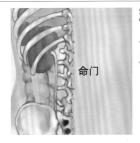

精准定位

在脊柱区，第2腰椎棘突下凹陷中，后正中线上。

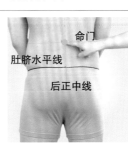

3秒钟取穴

肚脐水平线与后正中线交点，按压有凹陷处即是。

悬枢 Xuánshū [GV5]

【功　效】缓急止痛，健脾止泻，通经活络。

【主　治】腹痛，腹胀，消化不良，泄泻，腰脊强痛。

【按摩法】经常用中指指腹揉按悬枢，每次1~3分钟。

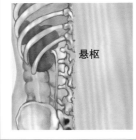

精准定位

在脊柱区，第1腰椎棘突下凹陷中，后正中线上。

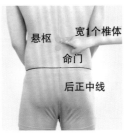

3秒钟取穴

从命门穴（见本页）沿后正中线向上推1个椎体，下缘凹陷处即是。

脊中 Jǐzhōng [GV6]

【功　效】清热利湿，提肛消痔，强腰止痛，宁神健脾。

【主　治】腹泻，反胃，吐血，痢疾，痔疮，脱肛，小儿疳积。

【按摩法】取俯卧位，双脚稍分开，用手指揉按脊中，每次3~5分钟。

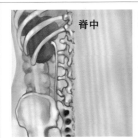

精准定位

在脊柱区，第11胸椎棘突下凹陷中，后正中线上。

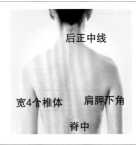

3秒钟取穴

两侧肩胛下角连线与后正中线相交处向下推4个椎体，下缘凹陷处即是。

中枢 Zhōngshū [GV7]

【功　效】降逆止痛，清热祛黄，强腰止痛。

【主　治】呕吐，腹满，胃痛，食欲不振，黄疸，腰背痛。

【按摩法】常用一按摩槌，利用敲打的方式刺激中枢，每次3~5分钟。

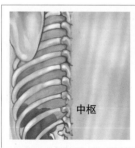

精准定位

在脊柱区，第10胸椎棘突下凹陷中，后正中线上。

中枢

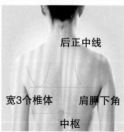

后正中线

宽3个椎体　肩胛下角

中枢

3秒钟取穴

两侧肩胛下角连线与后正中线相交处向下推3个椎体，下缘凹陷处即是。

筋缩 Jīnsuō [GV8]

【功　效】安神定志，平肝息风，通经活络。

【主　治】抽搐，脊背强直，筋挛拘急，癫痫，胃痛。

【按摩法】经常用一按摩槌，利用敲打的方式刺激筋缩，每次3~5分钟。

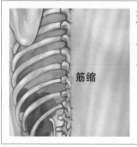

精准定位

在脊柱区，第9胸椎棘突下凹陷中，后正中线上。

筋缩

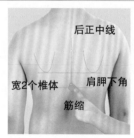

后正中线

宽2个椎体　肩胛下角

筋缩

3秒钟取穴

两侧肩胛下角连线与后正中线相交处向下推2个椎体，下缘凹陷处即是。

至阳 Zhìyáng [GV9]

【功　效】止咳平喘，清热祛黄，宽胸利膈。

【主　治】胃脘痛，黄疸，咳嗽，心悸，腰背疼痛，脊背强直。

【按摩法】用一按摩槌，利用敲打的方式刺激至阳，每次3~5分钟为宜。

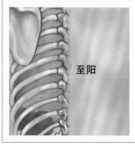

精准定位

在脊柱区，第7胸椎棘突下凹陷中，后正中线上。

至阳

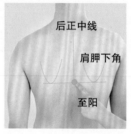

后正中线

肩胛下角

至阳

3秒钟取穴

两侧肩胛下角连线与后正中线相交处椎体，下缘凹陷处即是。

Língtái [GV10]　灵台

【功　效】止咳平喘，清热止痛，通经活络。

【主　治】咳嗽，气喘，颈项僵硬，背痛。

【按摩法】经常用一按摩槌，在灵台处轻轻敲打，每次3~5分钟。

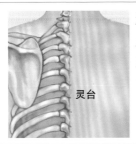

精准定位

在脊柱区，第6胸椎棘突下凹陷中，后正中线上。

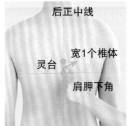

3秒钟取穴

两侧肩胛下角连线与后正中线相交处向上推1个椎体，下缘凹陷处即是。

Shéndào [GV11]　神道

【功　效】宁心安神，清热解毒，止咳止痛。

【主　治】失眠，健忘，肩背痛，小儿惊风，咳嗽，神经衰弱。

【按摩法】用双手中指指腹互相叠加，用力揉按神道3~5分钟。

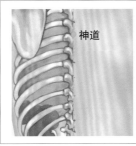

精准定位

在脊柱区，第5胸椎棘突下凹陷中，后正中线上。

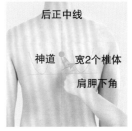

3秒钟取穴

两侧肩胛下角连线与后正中线相交处向上推2个椎体，下缘凹陷处即是。

Shēnzhù [GV12]　身柱

【功　效】止咳平喘，安神定志，宣肺止痛。

【主　治】咳嗽，气喘，腰脊强痛，神经衰弱。

【按摩法】用中指指尖揉按身柱，有刺痛的感觉，每次揉按3~5分钟。

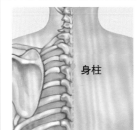

精准定位

在脊柱区，第3胸椎棘突下凹陷中，后正中线上。

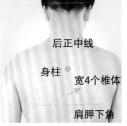

3秒钟取穴

两侧肩胛下角连线与后正中线相交处向上推4个椎体，下缘凹陷处即是。

陶道 Táodào [GV13]

【功　效】清热消肿，安神定志，柔筋止痛。

【主　治】恶寒发热，头痛，目眩，小儿麻痹后遗症，闭经，荨麻疹，精神病。

【按摩法】常用拇指指腹按摩陶道，每次1~3分钟。

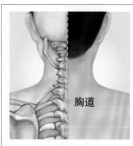

精准定位

在脊柱区，第1胸椎棘突下凹陷中，后正中线上。

胸道

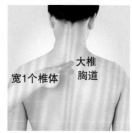

3秒钟取穴

低头，颈背交界椎骨高突处垂直向下推1个椎体，下缘凹陷处即是。

宽1个椎体　大椎　胸道

大椎 Dàzhuī [GV14]

【功　效】清热息风，止咳平喘，通经活络。

【主　治】感冒，外感发热，头项强痛，肩背痛，颈椎病，痤疮，风疹，咳嗽喘急，小儿惊风。

【按摩法】常用拇指指腹按摩大椎，每次1~3分钟。

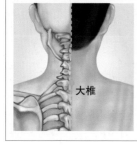

精准定位

在脊柱区，第7颈椎棘突下凹陷中，后正中线上。

大椎

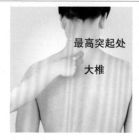

3秒钟取穴

低头，颈背交界椎骨高突处椎体，下缘凹陷处即是。

最高突起处　大椎

哑门 Yǎmén [GV15]

【功　效】通舌开窍，安神定志，散风息风。

【主　治】声音嘶哑，舌缓不语，重舌，失语，精神分裂症，大脑发育不全。

【按摩法】用拇指指腹点按哑门，每次1~3分钟。哑门特殊，若按摩方法不对，不但治不了病，反而会致失声，所以按摩时要谨慎。

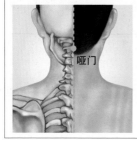

精准定位

在颈后区，第2颈椎棘突上际凹陷中，后正中线上。

哑门

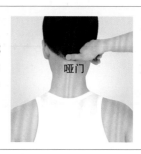

3秒钟取穴

沿脊柱向上，入后发际上半横指处即是。

哑门

Fēngfǔ [GV16]

风府

【功　效】平肝息风，清热消肿，清音利嗓。

【主　治】感冒，颈项强痛，眩晕，鼻塞，咽喉肿痛，失音，中风。

【按摩法】用指腹揉按风府，有酸痛、胀麻的感觉，每次揉按1~3分钟。

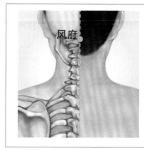

精准定位

在颈后区，枕外隆突直下，两侧斜方肌之间凹陷中。

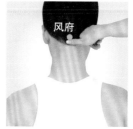

3秒钟取穴

沿脊柱向上，入后发际上1横指处即是。

Nǎohù [GV17]

脑户

【功　效】息风止痛，柔筋开嗓，开窍醒神。

【主　治】癫痫，眩晕，头重，头痛，颈项僵硬。

【按摩法】经常用拇指指腹揉按脑户，每次1~3分钟。

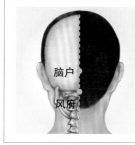

精准定位

在头部，枕外隆突的上缘凹陷中。

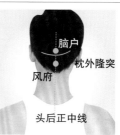

3秒钟取穴

先找到风府穴（见本页），直上约2横指，按到一突起骨性标志上缘凹陷处即是。

Qiángjiān [GV18]

强间

【功　效】平肝息风，柔筋止痛，开窍醒神。

【主　治】头痛，颈项强不得回顾，目眩，口歪，癫痫。

【按摩法】用中指指腹揉按强间，有酸痛、胀麻的感觉，每次1~3分钟。

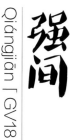

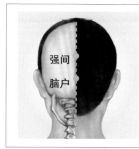

精准定位

在头部，后发际正中直上4寸。

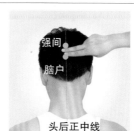

3秒钟取穴

先找到脑户穴（见本页），直上2横指处即是。

后顶 Hòudǐng[GV19]

【功　效】平肝息风，柔筋止痛，开窍醒神。

【主　治】颈项僵硬，头痛，眩晕，心烦，失眠，癫痫。

【按摩法】经常用中指指腹揉按后顶，每次1~3分钟。

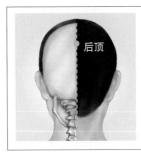

精准定位

在头部，后发际正中直上5.5寸。

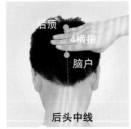

3秒钟取穴

先找到脑户穴（见161页），直上4横指处即是。

百会 Bǎihuì[GV20]

【功　效】平肝息风，补脑安神，补中益气。

【主　治】中风，惊悸，头痛，头晕，失眠，健忘，耳鸣，眩晕，低血压，脱肛，痔疮。

【按摩法】用手掌按摩头顶中央的百会，每次按顺时针方向和逆时针方向各按摩50圈，每日2~3次。

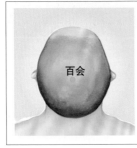

精准定位

在头部，前发际正中直上5寸。

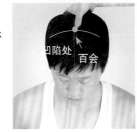

3秒钟取穴

正坐，两耳尖与头正中线相交处，按压有凹陷即是。

前顶 Qiándǐng[GV21]

【功　效】平肝息风，开窍醒脑，清热通络。

【主　治】癫痫，小儿惊风，头痛，头晕，脑血管意外所致的半身不遂。

【按摩法】用双手中指交叠用力向下按揉前顶3~5分钟，以有酸胀的感觉为宜。

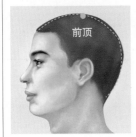

精准定位

在头部，前发际正中直上3.5寸。

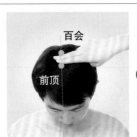

3秒钟取穴

正坐，由百会穴（见本页）向前2横指处即是。

【Xìnhuì GV22】

囟会

【功　效】平肝息风，开窍醒脑，清热通络。

【主　治】头痛，目眩，心悸，面肿，鼻塞。

【按摩法】经常用中指指腹揉按囟会，每次1~3分钟。

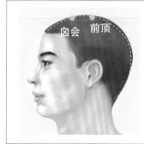

精准定位

在头部，前发际正中直上2寸。

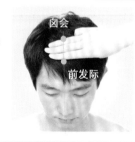

3秒钟取穴

正坐，从前发际正中直上3横指处即是。

【Shàngxīng GV23】

上星

【功　效】清热通络，平肝息风，开窍醒脑。

【主　治】头痛，眩晕，目赤肿痛，鼻衄，鼻痛。

【按摩法】用拇指指腹垂直向下按压上星，每次1~3分钟。

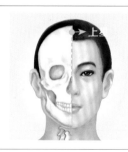

精准定位

在头部，前发际正中直上1寸。

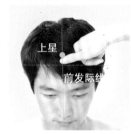

3秒钟取穴

正坐，从前发际正中直上1横指处即是。

【Shéntíng GV24】

神庭

【功　效】清热通络，开窍醒脑，安神补脑。

【主　治】失眠，头晕，目眩，鼻塞，流泪，目赤肿痛。

【按摩法】睡前经常用拇指指腹揉按神庭，每次1~3分钟。

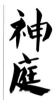
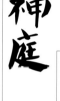

精准定位

在头部，前发际正中直上寸。

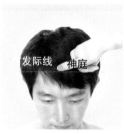

3秒钟取穴

正坐，从前发际正中直上半横指，大拇指指甲中点处即是。

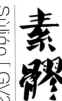

素髎

【功　效】宣通鼻窍，镇惊安神，除湿降浊。

【主　治】惊厥，昏迷，新生儿窒息，鼻塞，低血压，小儿惊风。

【按摩法】经常用中指指腹揉按素髎，每次1~3分钟。

精准定位

在面部，鼻尖的正中央。

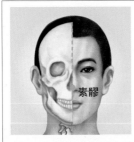

3秒钟取穴

正坐或仰卧，面部鼻尖正中央即是。

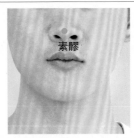

水沟

【功　效】镇惊安神，强腰止痛，清热醒脑。

【主　治】昏迷，晕厥，中暑，齿痛，面肿，鼻塞，腰脊强痛，挫闪腰痛。

【按摩法】经常用食指指腹揉按水沟，每次1~3分钟。

精准定位

在面部，人中沟的上1/3与中1/3交点处。

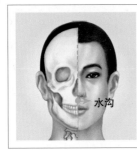

3秒钟取穴

仰卧，面部人中沟上1/3处即是。

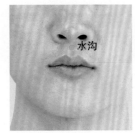

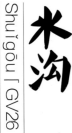

兑端

【功　效】消肿止痛，祛风通络，开窍醒神。

【主　治】昏迷，癫痫，齿龈痛，鼻塞等症。为急救穴之一。

【按摩法】常用食指指腹揉按兑端，每次1~3分钟。

精准定位

在面部，上唇结节的中点。

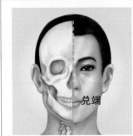

3秒钟取穴

面部人中沟下端的皮肤与上唇的交界处即是。

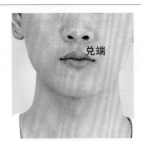

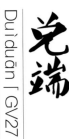

龈交 Yínjiāo [GV28]

【功　效】清热消肿，安神醒脑，通经活络。

【主　治】小儿面疮，口臭，鼻塞，鼻息肉，癫狂，心烦。

【按摩法】龈交在口中，不好按摩，可每天用舌头向上唇内侧顶，即可刺激到龈交穴。

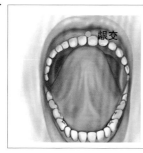

精准定位

在上唇内，上唇系带与上牙龈的交点。

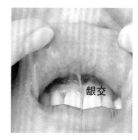

3秒钟取穴

在唇内的正中线上，上唇系带与上牙龈相接处即是。

印堂 Yìntáng [GV29]

【功　效】息风止痛，清热止血，通经活络。

【主　治】失眠，健忘，癫痫，头痛，眩晕，鼻衄，鼻窦炎，目赤肿痛，三叉神经痛等。

【按摩法】经常用食指或中指点按印堂，每次100下。

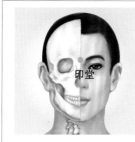

精准定位

在头部，两眉毛内侧端中间的凹陷中。

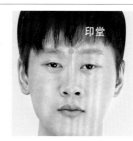

3秒钟取穴

两眉毛内侧端连线中点处即是。

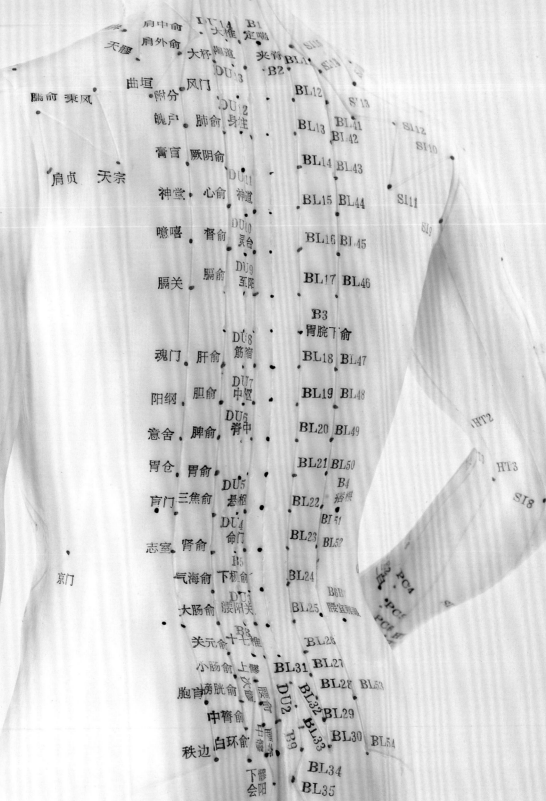

第十六章 经外奇穴

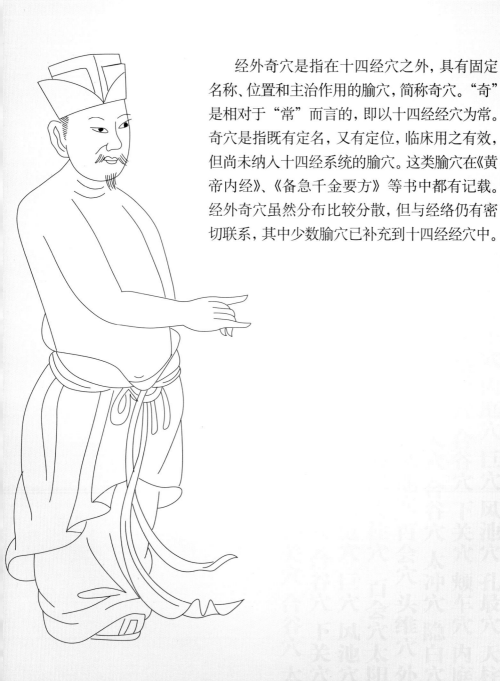

经外奇穴是指在十四经穴之外，具有固定名称、位置和主治作用的腧穴，简称奇穴。"奇"是相对于"常"而言的，即以十四经经穴为常。奇穴是指既有定名，又有定位，临床用之有效，但尚未纳入十四经系统的腧穴。这类腧穴在《黄帝内经》、《备急千金要方》等书中都有记载。经外奇穴虽然分布比较分散，但与经络仍有密切联系，其中少数腧穴已补充到十四经经穴中。

头面部穴

Sì shéncōng [EX-HN1]

四神聪

【功　效】息风止痛，安神补脑，明目开窍。

【主　治】失眠，健忘，癫痫，头痛，眩晕，脑积水，大脑发育不全。

【按摩法】常用食指或中指按摩四神聪，每次1~3分钟。

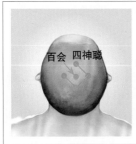

精准定位

在头部，百会穴（GV20）前、后、左、右各旁开1寸，共4穴。

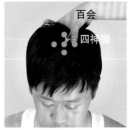

3秒钟取穴

先找百会穴（见162页），其前后左右各1横指处即是，共4穴。

Dāngyáng [EX-HN2]

当阳

【功　效】疏风止痛，清头明目，安神补脑。

【主　治】失眠，健忘，癫痫，头痛，眩晕。

【按摩法】以拇指指腹按压当阳，每次左右各1~3分钟。

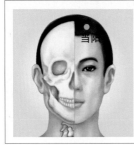

精准定位

在头部，瞳孔直上，前发际上1寸。

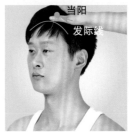

3秒钟取穴

直视前方，沿瞳孔垂直向上，自发际直上1横指处即是。

鱼腰
Yúyāo [EX-HN4]

【功　效】清热消肿，散瘀止痛，疏经提肌。

【主　治】眼睑瞤动，口眼歪斜，眼睑下垂，鼻衄，目赤肿痛，视力模糊，三叉神经痛等。

【按摩法】常用中指指腹揉按鱼腰，每次1~3分钟。

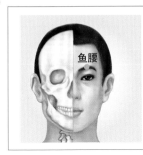

精准定位

在额部，瞳孔直上，眉毛中。

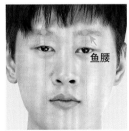

3秒钟取穴

直视前方，从瞳孔直上眉毛中即是。

太阳
Tàiyáng [EX-HN5]

【功　效】解除疲劳，振奋精神，止痛醒脑。

【主　治】失眠，健忘，癫痫，偏头痛，头痛，眩晕，鼻衄，目赤肿痛，三叉神经痛，面瘫。

【按摩法】每天临睡前及早晨醒时，可用双手中指指腹揉按太阳1~3分钟。

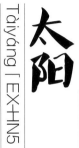

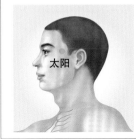

精准定位

在头部，眉梢与目外眦之间，向后约1横指的凹陷中。

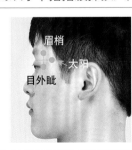

3秒钟取穴

眉梢与目外眦连线中点向后1横指，触及一凹陷处即是。

耳尖

【功　效】清热祛风，解痉止痛，通经活络。

【主　治】急性结膜炎，麦粒肿，沙眼，头痛，咽喉炎，高热。

【按摩法】经常用中指指腹轻轻按摩耳尖，每次3~5分钟。

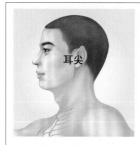

精准定位

在耳区，外耳轮的最高点。

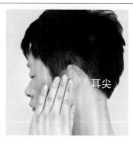

3秒钟取穴

将耳郭折向前方，耳郭上方尖端处即是。

球后

【功　效】明目。

【主　治】视神经炎，青光眼，内斜视，青少年近视等各种眼病。

【按摩法】经常用食指指腹轻轻揉按球后，每天早晚各揉按1次，每次1~3分钟。

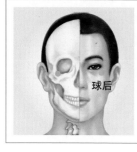

精准定位

在面部，眶下缘外1/4与内3/4交界处。

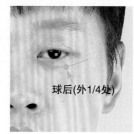

3秒钟取穴

把眼眶下缘分成4等份，外1/4处即是。

上迎香

【功　效】清热祛风，通窍止痛，通经活络。

【主　治】过敏性鼻炎，鼻窦炎，鼻出血，嗅觉减退，头痛，面瘫。

【按摩法】经常用中指指腹揉按上迎香，每次1~3分钟。

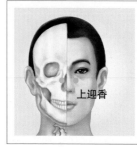

精准定位

在面部，鼻翼软骨与鼻甲的交界处，近鼻唇沟上端处。

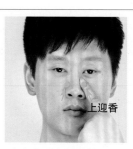

3秒钟取穴

沿鼻侧鼻唇沟向上推，上端尽头凹陷处即是。

内迎香 Nèiyíngxiāng [EX-HN9]

【功　效】开窍醒神，清热泻火。

【主　治】头痛，眩晕，目赤肿痛，鼻炎，咽喉炎，中暑。

【按摩法】每天用食指指腹从外部间接按摩内迎香，每次1~3分钟。

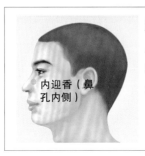

精准定位

在鼻孔内，鼻翼软骨与鼻甲交界的黏膜处。

内迎香（鼻孔内侧）

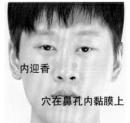

3秒钟取穴

正坐，在鼻孔内，与上迎香相对处的黏膜上。

内迎香

穴在鼻孔内黏膜上

聚泉 Jùquán [EX-HN10]

【功　效】清散风热，祛邪开窍，生津止渴。

【主　治】咳嗽，哮喘，糖尿病，中风失语。

【按摩法】聚泉在口中，不便按摩，可用三棱针点刺出血。

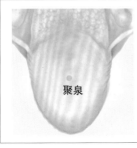

聚泉

精准定位

在口腔内，舌背正中缝的中点处。

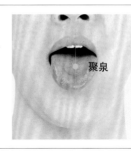

聚泉

3秒钟取穴

正坐，张口伸舌。在舌正中缝的中点处即是。

海泉 Hǎiquán [EX-HN11]

【功　效】清散风热，祛邪开窍，生津止渴。

【主　治】口舌生疮，呕吐，腹泻，高热神昏，咽喉炎，糖尿病。

【按摩法】海泉在口中，不便按摩，可用三棱针点刺出血。

海泉

精准定位

在口腔内，舌下系带中点处。

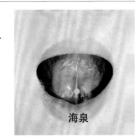

海泉

3秒钟取穴

正坐，张口，舌转卷向后方，舌下系带中点处即是。

金津 Jīnjīn [EX-HN12]

【功　效】软舌消肿，清散风热，祛邪开窍，生津止渴。

【主　治】口腔炎，咽喉炎，扁桃体炎，中风失语，呕吐，腹泻。

【按摩法】金津在口中，不便按摩，可用三棱针点刺出血。

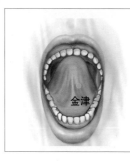

精准定位

在口腔内，舌下系带左侧的静脉上。

金津

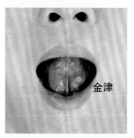

3秒钟取穴

伸出舌头，舌底面，系带左侧的静脉上即是。

金津

玉液 Yùyè [EX-HN13]

【功　效】软舌消肿，清散风热，祛邪开窍，生津止渴。

【主　治】口腔炎，咽喉炎，扁桃体炎，中风失语，呕吐，腹泻等。

【按摩法】玉液在口中，不便按摩，可用三棱针点刺出血。

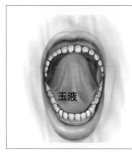

精准定位

在口腔内，舌下系带右侧的静脉上。

玉液

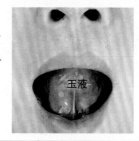

3秒钟取穴

伸出舌头，舌底面，系带右侧的静脉上即是。

玉液

翳明 Yìmíng [EX-HN14]

【功　效】息风止痛，祛邪开窍，安神明目。

【主　治】远视，近视，白内障，青光眼，耳鸣，头痛，眩晕，失眠，精神病。

【按摩法】坚持每天早晚用双手拇指按摩翳明，每次1~3分钟。

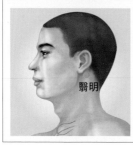

精准定位

在项部，翳风穴（TE17）后1寸。

翳明

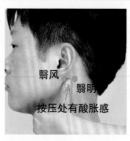

3秒钟取穴

将耳垂向后按，正对耳垂边缘凹陷处，向后1横指处即是。

翳风

翳明

按压处有酸胀感

颈百劳

Jǐngbǎiláo「EX-HN15」

【功　效】滋补肺阴,息风止痛,舒筋活络。

【主　治】支气管炎,支气管哮喘,肺结核,颈椎病,盗汗。

【按摩法】经常用中指指腹揉按颈百劳,每次1~3分钟。

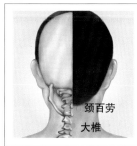

精准定位

在颈部,第7颈椎棘突直上2寸,后正中线旁开1寸。

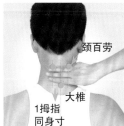

3秒钟取穴

低头,颈背交界椎骨高突处椎体,直上3横指,再旁开1拇指同身寸处即是。

胸腹部穴

子宫

Zǐgōng「EX-CA1」

【功　效】调经理气,升提下陷。

【主　治】月经不调,痛经,子宫脱垂,子宫内膜炎,盆腔炎,膀胱炎,阑尾炎。

【按摩法】经常用中指指腹揉按子宫,每次1~3分钟。

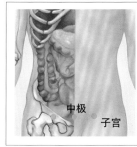

精准定位

在下腹部,脐中下4寸,前正中线旁开3寸。

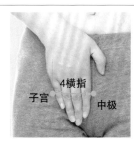

3秒钟取穴

先取中极穴(见146页),旁开4横指处即是。

背部穴

Dìngchuǎn [EX-B1]

定喘

【功　效】消喘止咳，息风止痛，舒筋活络。

【主　治】支气管炎，支气管哮喘，百日咳，荨麻疹，肩背软组织疾患，落枕。

【按摩法】每天坚持按摩定喘，每次 2~3 分钟。

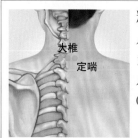

精准定位

在脊柱区，横平第7颈椎棘突下，后正中线旁开0.5寸。

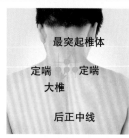

3秒钟取穴

低头，颈背交界椎骨高突处椎体下缘，旁开半横指处即是。

Jiájǐ [EX-B2]

夹脊

【功　效】调理脏腑，息风止痛，舒筋活络。

【主　治】心、肺、上肢疾患，胃肠疾患，腰、腹、下肢疾患。

【按摩法】平时晚上睡觉前，可用手掌从上向下推揉夹脊，每次 3~5 分钟。

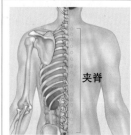

精准定位

在脊柱区，第1胸椎至第5腰椎棘突下两侧，后正中线旁开0.5寸，一侧17穴。

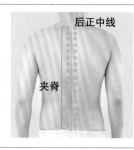

3秒钟取穴

低头，颈背交界椎骨高突处椎体，向下推共有17个椎体，旁开半横指处即是。

胃脘下俞 Wèiwǎnxiàshù [EX-B3]

【功　效】益胃生津，息风止痛，舒筋健脾。

【主　治】胃炎，胰腺炎，支气管炎，胸膜炎，肋间神经痛。

【按摩法】经常用一按摩槌，用敲打的方式刺激胃脘下俞，每次3~5分钟。

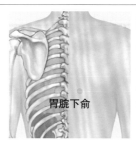

精准定位

在脊柱区，横平第8胸椎棘突下，后正中线旁开1.5寸。

胃脘下俞

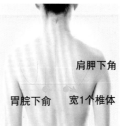

肩胛下角

胃脘下俞　宽1个椎体

3秒钟取穴

两侧肩胛下角连线与后正中线相交处向下推1个椎体，下缘旁开2横指处即是。

痞根 Pǐgēn [EX-B4]

【功　效】消痞止痛，健脾和胃，息风止痛。

【主　治】胃痉挛，胃炎，胃扩张，肝炎，肝脾肿大，肾下垂，腰肌劳损。

【按摩法】经常用一按摩槌，用敲打的方式刺激痞根，每次3~5分钟。

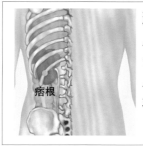

精准定位

在腰区，横平第1腰椎棘突下，后正中线旁开3.5寸。

痞根

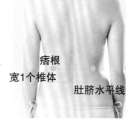

痞根
宽1个椎体　肚脐水平线

3秒钟取穴

肚脐水平线与后正中线交点向上推1个椎体，在其棘突下，旁开3.5寸处即是。

下极俞 Xiàjíshù [EX-B5]

【功　效】强腰健肾，安神定志，止痛，通便。

【主　治】肾炎，遗尿，肠炎，腰肌劳损，阳痿，遗精。

【按摩法】每天用一按摩槌敲打下极俞，每次3~5分钟。

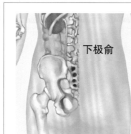

精准定位

在腰区，第3腰椎棘突下。

下极俞

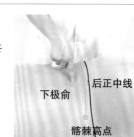

后正中线

下极俞

髂棘高点

3秒钟取穴

两侧髂棘高点水平线与脊柱交点向上推1个椎体，下缘凹陷处即是。

腰宜

【功　效】强腰健肾，安神定志，止痛，通便。

【主　治】睾丸炎，遗尿，肾炎，腰肌劳损，腰椎间盘突出。

【按摩法】经常用中指指腹择按腰宜，每次1~3分钟。

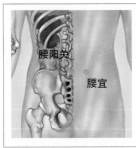

精准定位

在腰区，横平第4腰椎棘突下，后正中线旁开3寸。

腰阳关
腰宜

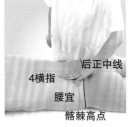

3秒钟取穴

俯卧，两侧髂棘高点水平线与脊柱交点旁开4横指凹陷处即是。

后正中线
4横指
腰宜
髂棘高点

腰眼

【功　效】调经止带，通经止痛，强腰健胃。

【主　治】睾丸炎，遗尿，肾炎，腰肌劳损，月经不调。

【按摩法】经常用中指指腹揉按腰眼，每次1~3分钟。

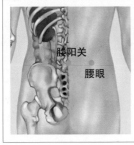

精准定位

在腰区，横平第4腰椎棘突下，后正中线旁开约3.5寸凹陷中。

腰阳关
腰眼

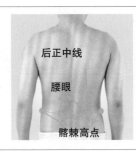

3秒钟取穴

俯卧，两侧髂棘高点水平线与脊柱交点旁开3.5寸处即是。

后正中线
腰眼
髂棘高点

十七椎

【功　效】温经通络，温肾壮阳，调经止血。

【主　治】月经不调，痛经，痔疮，坐骨神经痛，腰骶部疼痛。

【按摩法】经常用中指指腹揉按十七椎，每次3~5分钟。

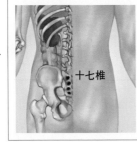

精准定位

在腰区，第5腰椎棘突下凹陷中。

十七椎

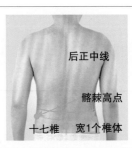

3秒钟取穴

两侧髂棘高点水平线与脊柱交点向下推1个椎体，棘突下即是。

后正中线
髂棘高点
十七椎　宽1个椎体

Yāoqí〔EX-B9〕

腰奇

【功　效】强腰健肾，安神定志，止痛通便。

【主　治】失眠，头痛，便秘。

【按摩法】每天用中指指腹按压腰奇，每次左右各1~3分钟。

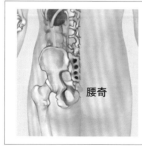

精准定位

在骶区，尾骨端直上2寸，骶角之间凹陷中。

腰奇

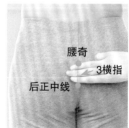

3秒钟取穴

顺着脊柱向下触摸，尾骨端直上3横指凹陷处即是。

腰奇
3横指
后正中线

上肢穴

Zhǒujiān〔EX-UE1〕

肘尖

【功　效】软坚散结。

【主　治】颈淋巴结结核，疮疡。

【按摩法】经常用食指指腹揉按肘尖，每次1~3分钟。

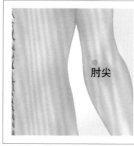

精准定位

屈肘，摸到肘关节的最尖端处，即为肘尖穴。

肘尖

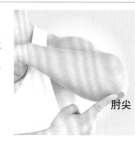

3秒钟取穴

在肘后区，屈肘，尺骨鹰嘴的尖端。

肘尖

二白 Èrbái [EX-UE2]

【功　效】提肛消痔，局部止痛。

【主　治】前臂神经痛，胸胁痛，脱肛，痔疮。

【按摩法】每天用拇指指腹按压二白，每次1~3分钟。

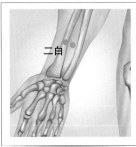

精准定位

在前臂前区，腕掌侧远端横纹上4寸，桡侧腕屈肌腱两侧，一肢2穴。

二白

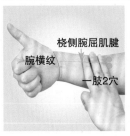

3秒钟取穴

握拳，大拇指侧一筋凸起，腕横纹直上2个3横指处与筋交点两侧即是。

桡侧腕屈肌腱

腕横纹

一肢2穴

中泉 Zhōngquán [EX-UE3]

【功　效】降逆止呕，舒胸止痛，通经活络。

【主　治】支气管炎，支气管哮喘，胃炎，肠炎。

【按摩法】经常用中指指腹揉按中泉，每次1~3分钟。

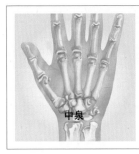

精准定位

在前臂后区，腕背侧远端横纹上，指总伸肌腱桡侧的凹陷中。

中泉

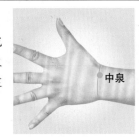

3秒钟取穴

手用力撑开，总伸肌腱与腕背横纹交点靠大拇指侧的凹陷处即是。

中泉

中魁 Zhōngkuí [EX-UE4]

【功　效】降逆消食，舒胸止呕，通经活络。

【主　治】反胃，呕吐，急性胃炎，贲门梗阻，鼻衄。

【按摩法】经常用拇指和中指拿捏按中魁，每次1~3分钟。

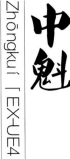

精准定位

在手指，中指背面，近侧指间关节的中点处。

中魁

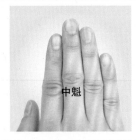

3秒钟取穴

中指背侧靠近心脏端的指间关节中点处即是。

中魁

Dàgǔkōng「EX-UE5」

大骨空

【功　效】退翳明目。

【主　治】目痛，结膜炎，角膜炎，白内障，鼻出血，急性胃肠炎，吐泻。

【按摩法】经常拿捏按大骨空，每次3~5分钟。

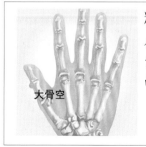

精准定位

在手指，大拇指背面，指间关节的中点处。

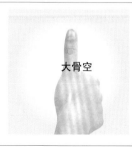

3秒钟取穴

抬臂俯掌，大拇指指关节背侧横纹中点处即是。

Xiǎogǔkōng「EX-UE6」

小骨空

【功　效】明目止痛。

【主　治】目赤肿痛，咽喉肿痛，掌指关节痛。

【按摩法】经常拿捏按小骨空，每次3~5分钟。

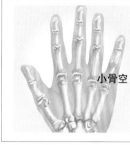

精准定位

在手指，小指背面，近侧指间关节的中点处。

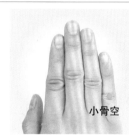

3秒钟取穴

小指背侧近端指间关节横纹中点处即是。

Yāotòngdiǎn「EX-UE7」

腰痛点

【功　效】舒筋止痛，活血化瘀。

【主　治】急性腰扭伤，头痛，目眩，耳鸣，气喘。

【按摩法】经常用拇指和中指拿捏按腰痛点，每次1~3分钟。

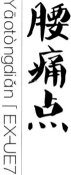

精准定位

在手背，当第2、第3掌骨及第4、第5掌骨间，腕背侧远端横纹与掌指关节中点处。

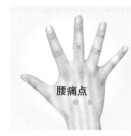

3秒钟取穴

手背第2、第3掌骨间，第4、第5掌骨间，当掌背中点的凹陷处即是。

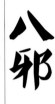

外劳宫　Wàiláogōng [EX-UE8]

【功　效】舒筋活络，活血化瘀，祛风止痛。

【主　治】颈椎病，落枕，偏头痛，咽喉炎，口腔溃疡，手背痛。

【按摩法】经常用拇指和中指拿捏按外劳宫，每次1~3分钟。

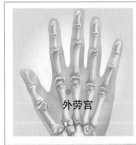

精准定位

在手背，第2、第3掌骨间，掌指关节后寸（指寸）凹陷中。

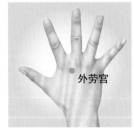

3秒钟取穴

手背第2、第3掌骨间从掌指关节向后半横指处即是。

八邪　Bāxié [EX-UE9]

【功　效】祛风通络，清热止痛，消肿止痛。

【主　治】手指拘挛，手指麻木，头痛，咽痛。

【按摩法】经常用手指指腹点揉八邪，每次1~3分钟。

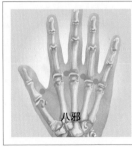

精准定位

在手背，第1~第5指间，指蹼缘后方赤白肉际处，左右共8穴。

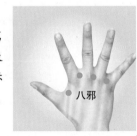

3秒钟取穴

手背，第1~第5指间，两手指根部之间，皮肤颜色深浅交界处即是。

四缝　Sìfèng [EX-UE10]

【功　效】消食导滞，止咳平喘，祛痰化积。

【主　治】百日咳，哮喘，小儿消化不良，肠蛔虫病。

【按摩法】经常用拇指和中指拿捏按孩子的四缝，每次1~3分钟。

精准定位

在手指，第2~第5指掌面的近侧指间关节横纹的中央，一手4穴。

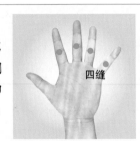

3秒钟取穴

手掌侧，第2~第5指近端指间关节中点即是。

十宣 Shíxuān [EX-UE11]

【功　效】清热止痛，通窍定志，舒筋活络。

【主　治】外感发热，昏迷，休克，急性咽喉炎，急性胃肠炎，扁桃体炎，高血压。

【按摩法】让两手十指相对，一起活动手指，即可刺激十宣。

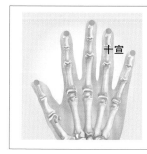

精准定位

在手指，十指尖端，距指甲游离缘0.1寸（指寸），左右共10穴。

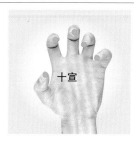

3秒钟取穴

十指微屈，手十指尖端，指甲游离缘尖端处即是。

下肢穴

髋骨 Kuāngǔ [EX-LE1]

【功　效】活血止痛，通利关节，舒筋活络。

【主　治】腿痛，膝关节炎。

【按摩法】经常用拇指指腹揉按髋骨，每次1~3分钟。

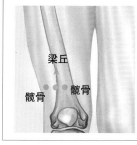

精准定位

在股前区，当梁丘穴（ST34）两旁各1.5寸，一肢2穴。

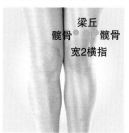

3秒钟取穴

先在髌骨外上缘上3横指取梁丘穴（见47页），在梁丘两侧各2横指处即是。

鹤顶 Hèdǐng [EX-LE2]

【功　效】活血止痛，通利关节，舒筋活络。

【主　治】膝关节痛，下肢无力，脑血管病后遗症。

【按摩法】经常用拇指指腹揉按鹤顶，每次1~3分钟。

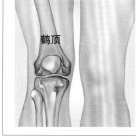

精准定位

在膝前区，髌底中点的上方凹陷处。

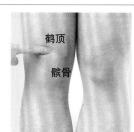

3秒钟取穴

膝部正中骨头上缘正中凹陷处即是。

Bǎichóngwō [EX-LE3]

百虫窝

【功　效】祛风止痒。

【主　治】荨麻疹，风疹，皮肤瘙痒症，湿疹，蛔虫病。

【按摩法】每天早晚用拇指指尖按揉百虫窝，每次1~3分钟。

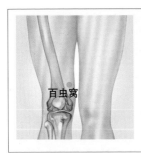

精准定位

在股前区，髌底内侧端上3寸。

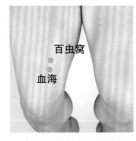

3秒钟取穴

屈膝，血海穴（见55页）上1横指处即是。

Nèixīyǎn [EX-LE4]

内膝眼

【功　效】祛风除湿，舒筋利节，活络止痛。

【主　治】各种原因所致的膝关节炎，髌骨软化症。

【按摩法】经常用拇指指腹揉按内膝眼，每次1~3分钟。

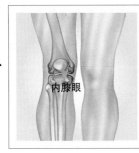

精准定位

在膝部，髌韧带内侧凹陷处的中央。

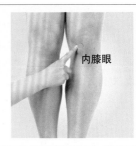

3秒钟取穴

见"膝眼"（见本页）。

Xīyǎn [EX-LE5]

膝眼

【功　效】活络止痛，舒筋利节，去脚气。

【主　治】各种原因引起的下肢无力、膝关节病，脚气。

【按摩法】经常用拇指指腹揉按膝眼，每次1~3分钟。

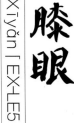

精准定位

在髌韧带两侧凹陷处。在内侧的称内膝眼，在外侧的称外膝眼。

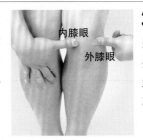

3秒钟取穴

坐位，微伸膝关节，膝盖下左右两个凹窝处即是。

胆囊 Dǎnnáng [EX-LE6]

【功　效】消炎止痛, 消石驱虫, 通经活络。

【主　治】急、慢性胆囊炎, 胆石症, 胆绞痛, 下肢瘫痪。

【按摩法】经常用中指指腹揉按胆囊, 每次1~3分钟。

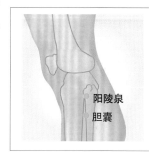

精准定位

在小腿外侧, 阳陵泉穴（GB34）直下2寸。

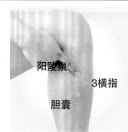

3秒钟取穴

小腿外侧上部, 阳陵泉穴（见135页）直下3横指处即是。

阑尾 Lánwěi [EX-LE7]

【功　效】消炎止痛, 消积散食, 通经活络。

【主　治】急、慢性阑尾炎, 胃炎, 消化不良。

【按摩法】经常用拇指指腹按揉阑尾, 每次1~3分钟。

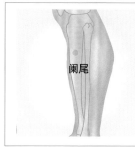

精准定位

在小腿外侧, 髌韧带外侧凹陷下5寸, 胫骨前嵴外1横指。

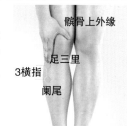

3秒钟取穴

足三里穴（见47页）向下3横指处即是。

内踝尖 Nèihuáijiān [EX-LE8]

【功　效】活络止痛, 舒筋利节, 舒筋活络。

【主　治】下牙痛, 腓肠肌痉挛。

【按摩法】经常用拇指指腹揉按内踝尖, 每次1~3分钟。

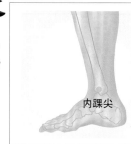

精准定位

踝区, 内踝尖的凸起处。

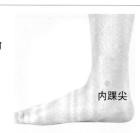

3秒钟取穴

正坐, 垂足, 内踝之最高点处即是。

外踝尖

Wàihuáijiān [EX-LE9]

【功　效】活络止痛,舒筋利节。

【主　治】牙痛,腓肠肌痉挛,寒热脚气。

【按摩法】经常用拇指指腹揉按外踝尖,每次1~3分钟。

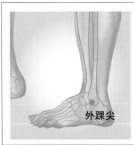

精准定位

在踝区,外踝的凸起处。

外踝尖

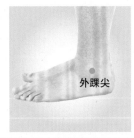

3秒钟取穴

正坐,垂足,外踝之最高点处即是。

外踝尖

八风

Bāfēng [EX-LE10]

【功　效】消肿止痛,清热解毒,去脚气。

【主　治】头痛,牙痛,胃痛,足背肿痛,趾痛,月经不调。

【按摩法】经常用手指点揉八风,每次1~3分钟。

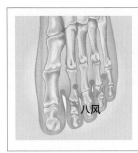

精准定位

在足背,第1~第5趾间,趾蹼缘后方赤白肉际处,左右共8穴。

八风

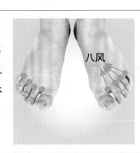

3秒钟取穴

足5趾各趾间缝纹头尽处即是,一侧4穴。

八风

独阴 Dúyīn[Ex-LE11]

【功　效】息风止痛,调理冲任,调经止带。

【主　治】疝气,心绞痛,呕吐,月经不调。

【按摩法】经常用拇指和中指拿捏独阴,以有酸胀的感觉为宜,每次3~5分钟。

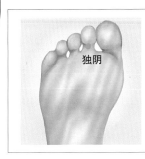

精准定位

在足底,第2趾的跖侧远端趾间关节的中点。

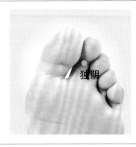

3秒钟取穴

仰足,第2足趾掌面远端趾关节横纹中点处即是。

气端 Qìduān[Ex-LE12]

【功　效】活络止痛,舒筋利节,通窍开络。

【主　治】足背肿痛,足趾麻木,脑血管意外急救,脑充血。

【按摩法】晚上睡觉前,可用拇指和中指拿捏足部气端,每次3~5分钟。

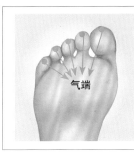

精准定位

正坐,垂足,足十趾尖端趾甲游离尖端即是。

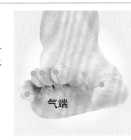

3秒钟取穴

在足趾,五趾端的中央,距趾甲游离缘0.1寸(指寸),左右共10穴。

附录 十四经脉腧穴及经外奇穴索引（按笔画）

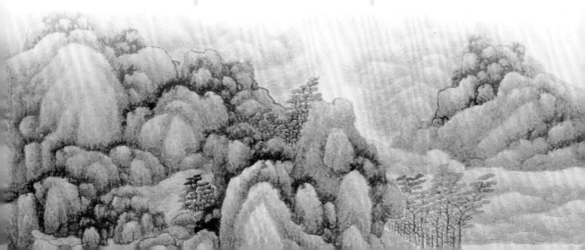

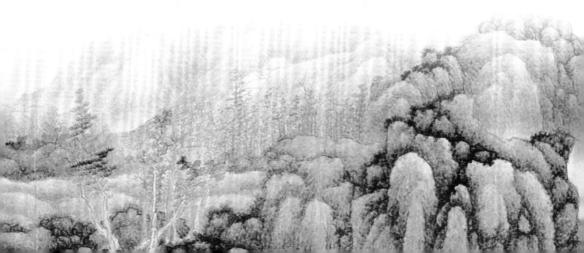

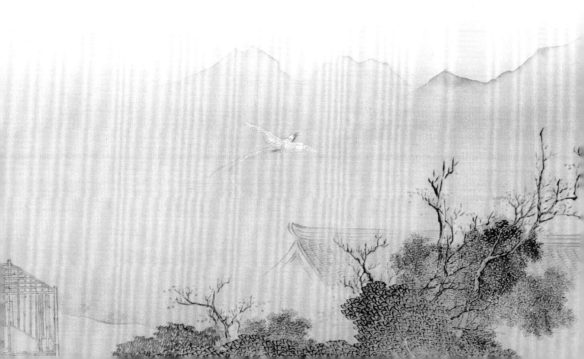

图书在版编目（CIP）数据

超简单取穴不出错 / 刘乃刚主编 . —南京：江苏凤凰科学技术出
版社，2012.10（2024.7 重印）
（汉竹·健康爱家系列）
ISBN 978-7-5537-0090-8

Ⅰ.①超… Ⅱ.①刘… Ⅲ.①穴位－图解 Ⅳ.① R224-64

中国版本图书馆 CIP 数据核字（2012）第 218507 号

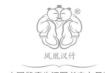

中国健康生活图书实力品牌

超简单取穴不出错

主　　　编	刘乃刚
编　　　著	汉　竹
责 任 编 辑	刘玉锋 姚 远
特 邀 编 辑	邓子娟 徐金凤 段亚珍
责 任 校 对	仲　敏
责 任 监 制	刘文洋

出 版 发 行	江苏凤凰科学技术出版社
出版社地址	南京市湖南路 1 号 A 楼，邮编：210009
出版社网址	http://www.pspress.cn
印　　　刷	合肥精艺印刷有限公司

开　　　本	720 mm × 1 000 mm　1/16
印　　　张	12
字　　　数	200 000
版　　　次	2012 年 10 月第 1 版
印　　　次	2024 年 7 月第 35 次印刷

标 准 书 号	ISBN 978-7-5537-0090-8
定　　　价	29.80 元（附赠常见病选穴速查表）

图书如有印装质量问题，可向我社印务部调换。